# DU

# CANCROÏDE DES LÈVRES

## ET DE

## SON TRAITEMENT

PAR

## LE Dʳ Albert PEILLON

CHEF DE CLINIQUE CHIRURGICALE (CHARGÉ DES FONCTIONS)
A LA FACULTÉ DE MÉDECINE DE LYON

AVEC FIGURES INTERCALÉES DANS LE TEXTE

PARIS

LIBRAIRIE J.-B. BAILLIÈRE ET FILS

19, RUE HAUTEFEUILLE, PRÈS DU BOULEVARD SAINT-GERMAIN

1880

# DU

# CANGROÏDE DES LÈVRES

ET DE

## SON TRAITEMENT

PAR

## Le Dʳ ALBERT PEILLON

CHEF DE CLINIQUE CHIRURGICALE (CHARGÉ DES FONCTIONS)
A LA FACULTÉ DE MÉDECINE DE LYON

AVEC FIGURES INTERCALÉES DANS LE TEXTE



## PARIS

LIBRAIRIE J.-B. BAILLIÈRE ET FILS
19, RUE HAUTEFEUILLE, PRÈS DU BOULEVARD SAINT-GERMAIN

1880

# AVANT-PROPOS

Parmi les affections chirurgicales des lèvres,
l'une des plus redoutables et des plus fréquentes
est bien certainement le cancroïde ou épithélioma.
Sans nous arrêter trop longuement à l'étiologie,
au diagnostic de cette affection, nous avons abordé
et exposé avec plus de détails la question du
traitement. Il nous a paru bon, pour faire cesser
les hésitations, soit dans le choix des médicaments,
soit dans celui des procédés opératoires, d'exposer
les deux modes de traitement avec leurs avantages
et leurs inconvénients, car en présence d'une affection qui peut avoir des suites aussi funestes que

celles qui sont inhérentes au cancroïde des lèvres, notre opinion est qu'il faut agir énergiquement, et ne pas s'arrêter à des moyens qui pour la plupart sont absolument inutiles.

La pratique des chirurgiens lyonnais, dont nous avons suivi les leçons dans le cours de nos études, et surtout celle du professeur Desgranges, nous ont confirmé dans cette opinion que nous allons exposer avec quelques développements.

Les conseils bienveillants de notre excellent maître, le professeur Desgranges, ainsi que les matériaux qu'il a bien voulu mettre à notre disposition ont facilité beaucoup notre tâche. Nous prions M. le professeur Desgranges de recevoir ici l'assurance de notre profonde reconnaissance.

# CHAPITRE PREMIER

## Étiologie

Le cancroïde des lèvres se rencontre beaucoup plus fréquemment chez l'homme que chez la femme, dans la proportion de 1 femme atteinte pour 7 hommes (Lortet, *Thèse inaugur.*, 1861). Son siége de prédilection est la lèvre inférieure, et M. Lortet donne les chiffres suivants : pour 1 malade affecté à la lèvre supérieure, on en trouve 24 atteints à la lèvre inférieure. Ces chiffres parlent plus haut que tout ce que l'on pourrait dire ; aussi, nous contenterons-nous de les citer sans les faire suivre de commentaires. La raison d'être de ce triste privilége nous est encore absolument inconnue, et si nous en sommes réduits à ce point, la faute ne doit certes pas en être imputée aux chirurgiens. Les uns, frappés de la fréquence du néoplasme à la lèvre inférieure de l'homme, ont voulu en trouver la raison dans l'usage de fumer la pipe.

Roux, de Paris, Lallemant, de Montpellier, Leroy-d'Etiolles père, admirent cette étiologie, et nous ne pouvons aller plus avant sans citer le professeur Bouisson, de Montpellier, qui s'est fait le défenseur à outrance de cette cause de production du cancroïde.

En 1861, M. Bouisson (*Tribut à la chirurgie*, T. I) présenta son opinion, appuyée sur un grand nombre de faits, et à cette époque il s'exprimait ainsi : « La cause la moins contestable du cancroïde des lèvres, c'est l'habitude de fumer la pipe. » Plus tard, dans un article du *Dictionnaire encyclopédique*, le professeur de Montpellier soutint la même thèse, s'appuyant toujours sur des faits personnels et sur d'autres cas observés par les auteurs cités plus haut, ainsi que par nombre de médecins civils et militaires. Avant d'aborder la discussion des faits, M. Bouisson émet l'opinion suivante : « Le cancroïde de la lèvre est plus fréquent actuellement qu'il ne l'était autrefois, en effet ; les auteurs anciens, Sabatier, Boyer, Delpech, Richerand, Heister, Bell, etc., n'attachaient aucune idée de prédominance au cancer des lèvres, et tous passent sous silence l'action du tabac à fumer, dont l'usage était peu répandu de leur temps. — Si, ajoute l'auteur, nous comparons ce que les auteurs ont écrit, à ce que nous voyons aujourd'hui, il est facile de s'apercevoir que le nombre des cancroïdes augmente chaque année, et cette augmentation est en raison directe de la consommation plus grande du tabac à fumer. Aussi, n'hésite-t-il pas à appeler cancer des fumeurs l'affection connue sous le nom de cancroïde des lèvres.

Le cancer des fumeurs, ajoute M. Bouisson, siége à la lèvre inférieure, sur le bord libre aux commissures ou à la partie moyenne; raison de plus en faveur de son opinion, car c'est dans ces parties que séjournent le plus habituellement la pipe ou le cigare, et il n'en veut pour preuve que l'érosion des dents qui servent habituellement à soutenir la pipe, et la rareté du cancroïde chez les femmes et chez les enfants, qui ne fument que peu ou pas. Mais, dit le professeur de Montpellier, que les enfants ne soient pas trop rassurés, car, s'ils continuent à prendre l'habitude de fumer, ils arriveront bientôt à avoir des cancroïdes. De toutes les pipes, celles qui ont le tuyau court, celles connues sous le nom de *brûle-gueule*, sont celles dont l'action serait la plus désastreuse, car le tuyau s'échauffe; il se fait une élévation de la température des lèvres, d'où brûlure locale; et à l'appui de cette dernière considération, M. Bouisson cite la rareté du cancroïde chez les Orientaux, qui absorbent la fumée froide.

Enfin, dans sa pratique, M. Bouisson compte actuellement 225 cas, dans lesquels la fumée du tabac a été la cause du néoplasme.

On peut voir, par ce qui précède, que M. Bouisson avait préparé une attaque sérieuse contre le tabac, et qu'il n'avait omis aucun détail pouvant donner plus d'importance à la tâche qu'il s'était proposée. Néanmoins, tout irréfutable qu'elle puisse paraître au premier abord, l'opinion du professeur de Montpellier a cependant trouvé des contradicteurs.

On a d'abord objecté à M. Bouisson que c'était à tort qu'il se basait sur l'absence ou la rareté du cancroïde des lèvres chez la femme pour prouver l'action nocive de la fumée du tabac, car dans certaines contrées du Finistère, où les femmes fument la pipe, le cancroïde est aussi rare chez celles qui fument que chez celles qui ne fument pas.

M. Fleury, professeur à l'école de médecine de Clermont, a fait, en 1876, au congrès médical de cette ville, une communication sur la fréquence du cancroïde en Auvergne, spécialement chez les montagnards. Ce praticien avait remarqué que la lésion était moins fréquente chez les habitants de la plaine. et très-rare chez les ouvriers des villes.

Or, ajoute M. Fleury, on ne pourra pas dans ces cas accuser l'action du tabac à fumer, puisque les montagnards qui sont le plus fréquemment atteints ne fument pas, et qu'au contraire les ouvriers des villes, qui sont à peu près tous fumeurs, ne sont que rarement touchés.

L'argument était d'autant plus sérieux, que M. Fleury se basait sur des faits observés en Auvergne pendant une pratique de plus de 30 ans.

Pour nous, nous demanderons à M. Bouisson comment il peut expliquer que le cancroïde développé chez certains fumeurs, se rencontre précisément du côté opposé à celui sur lequel repose habituellement la pipe? Ainsi donc, l'usage de la pipe n'est pas la seule cause donnant naissance au cancroïde. M. Bouisson lui-même l'a bien compris, car il termine cette discussion en disant qu'à la cause locale fournie par la fumée du tabac, il faut ajouter une disposition générale, un

état dyscrasique, et que dans ces cas comme dans beaucoup d'autres en pathologie, il faut tenir compte de
tous les éléments producteurs. L'influence de la
fumée du tabac peut être nulle si elle est seule, mais
très-grande si elle coexiste avec une cause prédispo-
sante qu'elle excite et rend active.

Nous croyons que c'est là la véritable manière d'en-
visager la question.

Quelques auteurs ont accusé le choc souvent répété
du tuyau contre la lèvre lorsqu'on porte la pipe à la
bouche.

Rigal (de Gaillac) a voulu expliquer la fréquence
plus grande de la tumeur à la lèvre inférieure, par une
disposition particulière des dents, due au contact pro-
longé du tuyau de la pipe.

En effet, celui-ci usant les dents sur lesquelles il
repose, ces organes deviennent très-pointus, et dans les
mouvements des lèvres, un frottement est inévitable,
d'où contusion et souvent même érosion superficielle.

Nous ferons remarquer ici que la plupart des objections faites à l'opinion de M. Bouisson, sont applica-
bles à celle de Rigal, et de plus, nous demanderons
avec Follin, comment il se fait que le cancroïde débute
du côté de la peau, puisque c'est la muqueuse qui est
contusionnée?

M. Fleury, de Clermont, rapproche l'étiologie du
cancroïde des lèvres, de celle du cancer des ramoneurs.
La malpropreté chez les montagnards et chez les
ramoneurs lui paraît être la cause commune du cancer
épithélial, et il pense qu'avec des soins vulgaires de
propreté on pourrait, sinon faire disparaître complète-

ment le mal, du moins en diminuer la fréquence, et comme preuve nous pouvons citer la rareté du cancroïde chez les gens aisés qui sont soigneux de leur personne.

Pour nous, la cause principale du cancroïde des lèvres est l'irritation concentrant son action sur les mêmes parties, que cette irritation soit produite par les ongles, par la fâcheuse habitude de dépouiller le bord des lèvres avec les dents ou par toute autre cause. Témoin le fait raconté par Lassus : Il s'agissait d'un homme dont la profession consistait à engraisser la volaille en soufflant tous les jours des graines dans le bec de ses pensionnaires, et qui fut attaqué d'un ulcère rebelle de la lèvre inférieure qui, dans cet exercice, était continuellement mordue au même endroit.

Les faits de cette nature sont très nombreux, mais le plus souvent, chez les sujets peu soigneux, il est difficile de remonter jusqu'à la cause réelle du mal.

Cette irritation locale a une telle influence que notre maître, le professeur Desgranges, répète fréquemment les paroles suivantes, que nous citons textuellement pour ne pas en amoindrir l'importance : « Donnez-moi, dit M. Desgranges, une tumeur de bonne nature, avec la permission de l'irriter et j'en ferai un *cancer clinique.* » N'est-ce pas là l'histoire du plus grand nombre des cancroïdes que l'on rencontre si fréquemment dans les hôpitaux ?

Parlerons-nous de l'hérédité ? Les documents font absolument défaut sur ce point, par la raison bien simple que le cancroïde se rencontrant le plus souvent chez des gens peu instruits, ceux-ci sont incapables de donner des renseignements assez exacts pour qu'il y ait lieu d'en tenir compte. Néanmoins, des chiffres ayant été mis en avant, nous devons les citer : Paget dit que l'affection est héréditaire dans un vingtième des cas ; Heurtaux admet l'hérédité chez un dixième des malades, et il ajoute que chez les ascendants on peut retrouver le cancroïde, l'encéphaloïde ou le squirrhe.

Nous avons déjà dit que les hommes étaient plus fréquemment atteints que les femmes, des chiffres fixeront mieux cette proportion.

Sur 596 cas, cités par M. Lortet, *(loc. cital.)* on trouve 69 femmes et 527 hommes ce qui donne la proportion de 1 : 7, 6.

L'âge a aussi une influence très-marquée, et ici nous empruntons encore à la thèse de M. Lortet la statistique suivante :

| | |
|---|---|
| A 16 ans . . . . . . . . . . | 1 cas. |
| De 20 à 30 . . . . . . . . . | 4 — |
| De 30 à 40 . . . . . . . . . | 35 — |
| De 40 à 50 . . . . . . . . . | 60 — |
| De 50 à 60 . . . . . . . . . | 100 — |
| De 60 à 70 . . . . . . . . . | 84 — |
| De 70 à 80 . . . . . . . . . | 33 — |
| De 80 à 85 . . . . . . . . . | 4 — |

On peut d'après ces 321 cas, se rendre un compte exact de la progression suivie par l'affection, en n'oubliant pas néanmoins que le nombre des sujets diminue proportionnellement à l'âge, ce qui donne une plus grande valeur aux chiffres de la statistique :

On a mis en cause le tempérament sanguin, les

cheveux blonds, la coloration particulière de la peau du visage souvent rouge et sillonnée d'un grand nombre de capillaires dilatés. Enfin, M. Lortet considérant que les cultivateurs sont beaucoup plus fréquemment atteints, voit dans ce fait l'influence des intempéries qui font gercer la peau des lèvres, y causent des irritations répétées pouvant favoriser le développement de la maladie.

Au point de vue de la distribution géographique du cancroïde il résulte des statistiques de M. Lortet, *(loc. citat.)* que l'affection se rencontre très-fréquemment dans le centre de l'Europe, qu'elle est très-rare dans le nord et à peu près inconnue dans le sud. La race et les habitudes semblent avoir une très-grande influence.

Nous avions donc raison de dire que l'étiologie du cancroïde labial est encore peu connue, et que l'irritation locale est sans contredit la cause qui réunit le plus de probabilités en sa faveur.

# CHAPITRE II

## Anatomie pathologique

Il n'entre pas dans notre plan de nous arrêter trop longtemps sur cette partie de l'étude du cancroïde et nous renvoyons, pour de plus grands développements aux traités spéciaux (Cornil et Ranvier, Lancereaux, — Laboulbène, — Dictionnaire encyclopédique), nous voulons seulement résumer en quelques mots, d'après les classiques, ce qui a trait au cancroïde des lèvres.

Mais avant d'aller plus loin, citons quelques-unes des appellations du cancroïde : Noli me tangere, chancre malin, ulcère rongeant, cancer cutané, cancer faux, cancer bâtard, (Ecker), Épithélioma, (Hannover), cancroïde (Lebert) cancer épithélial, carcinome épithélial (Billroth) ; tels sont les différents noms, sous lesquels on pourra retrouver le néoplasme que nous étudions actuellement.

Le cancroïde des lèvres est constitué par l'infiltration dans l'épaisseur des tissus, de cellules et de lamelles épithéliales se rapprochant par leur forme et leur apparence des cellules que l'on trouve à l'état normal à la surface de la peau. (Heurtaux — in *nouveau dict. de médecine et de chirurgie*, art. CANCROÏDE).

Des nombreux genres de tumeurs formées par le tissu épithélial, un seul se rencontre aux lèvres, c'est l'épithéliome pavimenteux que Cornil et Ranvier *(Histologie Pathologique)* ont divisé en trois espèces. 1° Épithéliome pavimenteux lobulé. — 2° Épithéliome pavimenteux tubulé. — 3° Épithéliome pavimenteux perlé, cette dernière espèce étant excessivement rare, nous ne la décrirons pas.

1° *Épithéliome pavimenteux lobulé.* — Cette espèce s'observe sur la peau des lèvres ou sur leur muqueuse. son aspect est granulé, et à la coupe on observe un tissu blanc grisâtre, peu vasculaire, homogène, sans élasticité. Ce tissu est quelque fois résistant, d'autres fois il se déchire très-facilement. (Cancer fragile de Cruveilhier.

Par la pression ou par le râclage, on obtient une sorte de suc, bouillie blanchâtre, plus ou moins épaisse. Ce suc, mis dans l'eau se dissout sous forme de petites lamelles, mais il n'est pas miscible à l'eau, ce qui le différencie du suc du carcinome pur. Dans cette bouillie obtenue par pression et examinée au microscope on trouve de grosses cellules plates ou fusiformes suivant la façon dont on les voit, et des globes épidermiques sur lesquels nous reviendrons plus loin.

Si on fait une coupe perpendiculaire à la surface et

qu'on l'examine attentivement, on voit une disposition
en lobules. Ces lobules sont formés par de l'épithélium
et séparés les uns des autres par un stroma de tissu
conjonctif soutenant les vaisseaux qui ne pénètrent jamais au sein des masses épithéliales. (Cornil et Ranvier).

Les cellules que l'on trouve dans l'intérieur des lobules ont des formes variables, suivant qu'on les examine à la périphérie ou au centre. Mais en général,
elles se rapprochent de la forme de l'épithélium pavimenteux. Les unes sont aplaties, d'autres sont cylindriques, d'autres présentent des dentelures, les unes
ont des noyaux, d'autres n'en n'ont pas.

D'après Cornil et Ranvier, les cellules composant les
lobules ont une évolution semblable à celle que l'on
observe dans la peau, et, d'après ces auteurs, le lobule
présenterait, en se dirigeant de la périphérie au centre, des cellules cylindriques, des cellules à dentelures,
des cellules plates et cornées constituant les globes
épidermiques.

On donne ce nom à des corpuscules ovoïdes ou sphé-
riques, remarquables par leur volume. Leur centre est
formé par des granulations et la circonférence par des
couches de cellules imbriquées les unes sur les autres.

Pour Rindfleisch (*Histologie pathologique*, p. 98)
ces globes épithéliaux proviennent de ce que dans
l'axe du lobule, de distance en distance, une ou deux
cellules conservent la forme globuleuse, et que les
éléments voisins s'appliquent contre elles, à la manière des écailles d'un bulbe et s'aplatissent au point
qu'une cellule placée de champ n'est plus représentée

que par une ligne. De grandes quantités de cellules sont ainsi resserrées dans un petit espace globuleux. Leur masse prend un aspect homogène, jaune intense. Le volume de ces globes épidermiques peut quelquefois être considérable.

On a comparé cette disposition à celle des feuilles d'une tête de choux, à celle des écailles d'un oignon ou d'une plante bulbeuse. En résumé l'épithéliome pavimenteux lobulé est constitué par des lobules irréguliers dont les cellules sont en évolution épidermique dans les parties périphériques et enroulées en globes épidermiques dans les parties centrales. L'épithélioma peut débuter de plusieurs manières, mais le développement le plus habituel se fait dans les parties recouvertes d'épithélium de la peau ou des muqueuses.

Pour Cornil et Ranvier, les masses épithéliales s'accroissent entre les espaces séparant les papilles de la peau et des muqueuses, il se fait un agrandissement des culs-de-sac interpapillaires et l'épithélium pénètre dans le derme par de nouvelles cellules formées aux dépens des cellules embryonnaires voisines. Ces bourgeons épithéliaux nouveaux s'enfoncent dans le derme, s'atrophient de distance en distance et présentent un aspect lobulé. L'accroissement peut aussi se faire aux dépens des bulbes pileux, des glandes sébacées et sudoripares.

Quel que soit le point de départ, l'épithéliome s'accroît aux dépens de sa propre masse ou par la formation d'îlots nouveaux à sa périphérie.

Sur la manière dont se forment ces îlots, M. Lancereaux (*Anat. pathol.* p. 439, t. I.) se pose les questions suivantes :

Ces îlots sont-ils l'effet du bourgeonnement épithélial qui s'étend, ou bien sont-ils produits aux dépens du tissu embryonnaire de nouvelle formation qui, au contact d'un épithélium, se transformerait en tissu épithélial par action de présence (Théorie de Rindfleisch). On n'en sait rien dit M. Lancereaux, ce que l'on peut dire, c'est qu'il existe toujours du tissu embryonnaire au pourtour des îlots d'épithéliome.

Cornil et Ranvier acceptent la théorie de Rindfleisch, pour la plupart des cas, et ils comparent ce qui se passe alors, à ce qui arrive lorsque le tissu embryonnaire se transforme en os au voisinage des os et en muscles ou en nerfs lorsqu'il est en contact avec ces tissus.

L'accroissement du cancroïde est lent. Peu à peu les les lobules deviennent plus considérables, et cet accroissement progressif est une des causes de la destruction du néoplasme, car il amène des troubles de circulation et de nutrition dans les parties centrales à la suite de la compression des parties périphériques contenant les vaisseaux. Une dégénérescence graisseuse lente s'opère, et ses produits rejetés de la surface de la tumeur font place à un ulcère large et plus ou moins profond (Lancereaux). Ajoutons que l'épithéliome pavimenteux lobulé s'ulcère très-rapidement à raison du peu de profondeur des points envahis par le processus.

*2° Epithéliome pavimenteux tubulé.* — Les épithéliomes tubulés des lèvres sont constitués par des cavités tubulaires formant des anses remplies de cellules pavimenteuses qui ne subissent pas la transformation épidermique cornée (Laboulbène). Ces trainées de cellules sont anastomosées les unes avec les autres.

Les épithéliomes de cette espèce ne donnent pas de suc par la pression, et le raclage permet d'obtenir des segments cylindriques composés d'épithélium pavimenteux. Les cellules contenues dans ces cylindres, sont petites, égales, et intimement soudées les unes aux autres. Le stroma est très-dense et habituellement fibreux. Les cellules épithéliales sont dentelées, à bords peu nets (Cornil et Ranvier). Quelquefois, comme trait d'union entre l'épithéliome tubulé et l'épithéliome lobulé, on peut trouver en certains points une évolution épithéliale, caractérisée par des lobules plus volumineux et des cellules cornées au centre (Cornil et Ranvier). Aux lèvres, ces tumeurs se développent aux dépens des glandes sudoripares, et comme la lésion siège plus profondément que dans le cancroïde lobulé, leur ulcération est plus tardive. Elles peuvent, en outre, se transformer en épithéliome lobulé et suivre la même marche que ces derniers.

3° *Le diagnostic différentiel* du cancroïde et du carcinome ne saurait être fait ici avec détails, il sera simplement exposé au point de vue anotomo-pathologique.

Il nous suffira de dire, d'après M. Heurtaux qui s'est occupé longuement de la question, *(loc. citat.)* que dans le cas de cancroïde type et de carcinome pur, la différence est très facile entre les deux néoplasmes, mais il n'en n'est plus de même dans les cas moins accusés, et on peut se trouver en présence de caractères mixtes qui laissent l'observateur dans l'embarras. D'après l'auteur que nous venons de citer les caractères différentiels sont fournis par la forme des cellules, la nature du suc, les dimensions des alvéoles et la constitution de la trame.

Dans le cancroïde, les cellules sont petites, feuilletées, le noyau est petit et généralement unique. Le suc est peu abondant, se dissout dans l'eau sous forme de lamelles. Les alvéoles sont grands, visibles à l'œil nu. La trame est constituée par le tissu conjonctif de la région.

Dans le carcinome au contraire, les cellules sont épaisses, irrégulières; le noyau est volumineux et n'est pas unique dans une cellule; le suc est abondant, lactescent, miscible à l'eau; les alvéoles sont microscopiques, enfin la trame est constituée par du tissu conjonctif de nouvelle formation.

Tels sont les caractères différentiels du cancroïde et du carcinome de la peau exposés par M. Heurtaux. Ils nous ont semblé avoir une valeur réelle, c'est pourquoi nous les avons cités à peu près textuellement.

4° *Au sujet du développement* des cancroïdes des lèvres, nous avons admis que ces tumeurs se développaient aux dépens de l'épithélium de la région, ou par action de présence des cellules épithéliales sur le tissu embryonnaire qui les environnent (Rindfleisch).

Cette question du point de départ des cancroïdes des lèvres en particulier et des autres régions en général, simple en apparence, n'a pas laissé que de préoccuper les anatomo-pathologistes et pour le prouver, nous empruntons à MM. Cornil et Ranvier, Billroth, les traits principaux de cette discussion. Pour les uns, Ecker, Remack, Fürher, Frerichs, Vernouil, Lebert, le cancroïde a pour point de départ la prolifération de la couche muqueuse et des follicules.

Pour Wirchow, Weber, Wagner, Forster, le tissu conjonctif peut produire des cellules épithéliales.

En 1865, dans un travail spécial sur le cancroïde (*Das Epithelialkrebs*), Thiersch admit que l'épithélium physiologique était le seul tissu pouvant donner naissance aux éléments du cancer épithélial et que le tissu conjonctif n'est pour rien dans cette production morbide. Busch (de Bonn) admit cette opinion qui était si bien présentée par son auteur que Billroth lui-même, abandonnant ses anciennes idées, c'est-à-dire la formation du cancroïde aux dépens du tissu conjonctif, fit une conversion complète et admit sans réserve la théorie de Thiersch. Mais hâtons-nous de dire, sans entrer dans de plus grands détails sur cette discussion, qu'il en est de cette question comme de beaucoup d'autres en pathologie. Les auteurs qui ont soutenu des opinions différentes ont eu raison, chacun dans leur sens, mais nous croyons que ceux qui sont moins affirmatifs et qui adoptent un moyen terme sont plus près de la vérité. Nous avons pour preuve de ce que nous avançons l'opinion de MM. Cornil et Ranvier. En effet, dans leur *traité d'histologie pathologique*, ces auteurs s'expriment ainsi : L'histoire des cancroïdes démontre bien positivement la formation de cellules d'épithélium dans les parties qui en sont privées à l'état normal, par exemple le tissu médullaire des os, les ganglions lymphatiques et les muscles. Il est impossible ici d'invoquer la continuité de la tumeur avec un épithélium, car l'apparition de ces nodules de cancroïde peut s'effectuer par développement discontinu ; et tout en reconnaissant que le développement des cancroïdes aux dépens du tissu embryonnaire est difficile à observer et ne peut être suivi que dans des parties très restreintes, nous ne pouvons pas admettre la théorie de Thiersch d'une façon absolue. (Cornil et Ranvier).

Comme conclusion, nous dirons que le cancroïde des lèvres se développe très fréquemment, au dépens d'un épithélium préexistant, mais qu'il peut exceptionnellement avoir pour point origine les trabécules du tissu conjonctif.

# CHAPITRE III

## Symptômes et marche

Le premier symptôme qui frappe habituellement les malades, est l'apparition d'une tumeur, ou la présence d'une ulcération siégeant sur l'une ou l'autre lèvre. Tout en reconnaissant que quelques sujets peuvent accuser comme symptôme de début, des douleurs lancinantes revenant à des intervalles de temps très-éloignés, ou une sensation vague de picotements, nous devons dire que ces symptômes sont trop inconstants pour être présentés comme caractéristiques de l'affection.

Le cancroïde des lèvres peut être observé, au début, sur tous les points de ces organes. Mais il siége bien plus fréquemment sur les côtés que sur la ligne médiane, et le mode de début quoique variable à l'infini,

peut cependant se ranger dans les trois catégories suivantes, admises par les classiques :

1° Développement exagéré, ou hypertrophie des
papilles pouvant rester limité ou envahir la muqueuse
et la peau (Bouisson).

2° Amas de cellules épithéliales condensées et dessé-
chées constituant des dépôts squameux durs, résistants,
comme cornés. C'est ce qu'on a appelé papillôme corné
(Duplay).

3° Apparition d'une tumeur ou formation d'une
fissure dans l'épaisseur de la lèvre.

Les cas des deux premières catégories, n'entraînent
que très-rarement des conséquences graves pour le
malade, et comme ils se rencontrent fréquemment
chez des sujets âgés, ceux-ci peuvent porter l'affection
pendant longtemps sans en être incommodés et même
mourir avant qu'une intervention ait été jugée nécessaire.

Ce sont donc là les cas les plus simples, ceux pour
lesquels le praticien aura rarement l'occasion de donner son avis, — mais il n'en n'est pas toujours ainsi,
et après avoir étudié les formes simples, nous devons
aborder l'étude des cas beaucoup plus graves. — Comme nous l'avons dit, le premier symptôme est l'apparition d'une tumeur ou la formation d'une fissure,
d'où deux formes bien différentes de l'affection, la
forme végétante et la forme rongeante, dont les ter-
minaisons sont identiques en tous points quoique l'aspect soit très-différent.

Dans la forme végétante, le petit bouton du début,
après être resté longtemps stationnaire, sous l'in-

fluence d'une cause qu'il n'est pas toujours facile de retrouver dans les antécédents, s'ulcère, et l'affection prend tout à coup une marche beaucoup plus rapide, l'ulcération se recouvre de bourgeons plus ou moins volumineux et après un temps quelquefois très-court, on se trouve en présence d'une tumeur végétante, rougeâtre, mamelonnée qui pendant quelque temps se recouvre de croûtes d'épaisseur variable que le malade détache, mais tumeur qui plus tard arrivera à des proportions énormes et ne sera plus qu'un amas informe de bourgeons charnus, recouverts d'une sanie ichoreuse et fétide.

Dans la forme rongeante, la fissure était primitivement recouverte d'une croûte. Cette croûte a été arrachée par le malade, et a été remplacée par une autre plus épaisse et plus large que la première. Sous cette croûte, se trouve une ulcération de formes très-variables, arrondie et régulière, elle peut aussi être sinueuse et déchiquetée.

De même que dans la forme végétante, l'ulcération de la forme rongeante peut avoir une marche très-rapide et au lieu de la petite fissure du début on se trouvera en présence d'une cavité à bords taillés à pic, saillants, indurés, cartilagineux, renversés en dehors, prenant alors les formes les plus variées, et pour lesquelles les comparaisons les plus diverses ont été proposées par les auteurs.

Le fond de l'ulcération est végétant et rempli de bourgeons charnus et le tout repose sur une base indurée plus large que l'ulcération elle-même.

Que le cancroïde appartienne à la forme végétante

ou à la forme rongeante, la surface ulcérée est entourée d'une zone vasculaire de coloration très-foncée dans
son voisinage, un peu moins marquée à mesure qu'on
s'éloigne des bords et qu'on se rapproche des tissus
sains, mais néanmoins toujours assez nette pour permettre de différencier les tissus sains de ceux qui sont
envahis par les processus. Mais nous nous empressons
d'ajouter que ces limites doivent avoir peu de poids
dans les déterminations du chirurgien car elles n'indiquent pas exactement les limites du mal.

Aussi bien que dans la forme végétante, l'ulcère de
la forme rongeante est baigné par un liquide ichoreux
et fétide, qui se dessèche à l'air et forme les croûtes
que l'on retrouve sur les surfaces ulcérées. Quel que soit
le point de départ et la forme du cancroïde, il va
toujours en avant; la base devient de plus en plus large,
et si dans la forme végétante on peut retrouver des
bourgeons charnus qui tout en donnant à la lèvre
l'aspect d'une masse empâtée, recouvrent encore le
maxillaire, il n'en n'est plus de même dans la forme
rongeante, qui détruisant tous les tissus, met à découvert le maxillaire, et expose le malade à tous les accidents inhérents à l'absence des lèvres.

La marche du cancroïde limité à la peau ou à la muqueuse est lente, mais aussitôt que le tissu cellulaire
est atteint, les progrès grandissent de jour en jour.
Muscles, nerfs, os, vaisseaux, rien n'est respecté et les
sujets présentent alors ces désordres immenses que
tout chirurgien a pu rencontrer dans sa pratique, et
sur lesquels il est inutile d'insister.

Si du moins l'affection restait limitée aux tissus qui

l'entourent, tout ne serait pas perdu. Mais il n'en n'est malheureusement pas ainsi, car les ravages s'étendront beaucoup plus loin grâce aux lymphatiques si nombreux dans la région qui nous occupe.

Tout cancroïde dont la marche n'aura pas été entravée s'accompagnera de l'engorgement des ganglions.

Quel que soit le mode par lequel se fait cette infection des glandes lymphatiques, que l'on admette la résorption des cellules altérées ou la résorption d'un suc porteur d'un virus capable d'altérer la vitalité des cellules lymphatiques (Lortet) le fait n'est que trop certain et trop constant.

Tous les ganglions de la moitié inférieure de la face peuvent être pris, mais on a constaté que ceux qui siégent derrière l'angle de la mâchoire sont les premiers atteints ; pour nous, nous croyons que l'on rencontre bien plus fréquemment l'engorgement des ganglions dont le siège anatomique est sous le maxillaire inférieur.

L'engorgement ganglionnaire quoique non constant, est très-fréquent. Sur 181 cas de cancroïdes opérées à l'Hôtel-Dieu de Lyon, par le professeur Desgranges, l'infection a été notée 97 fois (Lortet). Nous n'insisterons pas sur la manière de rechercher et de reconnaître la présence des ganglions, nous dirons seulement que si le cancroïde siège bien exactement sur un côté des lèvres, et que l'on constate un engorgement ganglionnaire léger de ce côté, il sera toujours bon de rechercher si le même fait ne se rencontrerait pas du côté opposé, ce qui diminuerait un peu l'importance attachée à la présence des ganglions engorgés, ceux-ci pouvant se rencontrer chez des sujets bien portants.

Ces ganglions peuvent se ramollir, devenir fluctuants et suppurer. L'ulcération consécutive ne se cicatrise pas, les bords prennent l'aspect déchiqueté, le fond se recouvre de bourgeons de mauvaise nature et on a ainsi un second néoplasme issu du premier.

Ainsi donc, que l'on ne se dissimule pas toute l'importance de cette redoutable complication, que l'on jugera plus grave encore, quand nous aurons dit que la plupart du temps ce que l'on appelle récidive n'est que la marche croissante du processus dans un ou plusieurs ganglions qui étaient déjà envahis au moment où l'on a fait la première opération.

# CHAPITRE IV

## Diagnostic

Tous les auteurs sont d'accord pour reconnaître que le diagnostic du cancroïde dans sa première période, c'est-à-dire avant l'ulcération, peut quelquefois créer des difficultés.

A cette période le cancroïde pourra être confondu avec une verrue, avec l'acné sébacée, ou avec des plaques épidermiques.

La verrue est assez rare aux lèvres, on la différenciera du cancroïde par l'absence du cercle induré à la base de la tumeur, et en second lieu, on se souviendra que la verrue ne s'ulcère pas.

Le bouton acnéique débute par un petit point peu saillant recouvert d'une croûte molle superficielle, comme grasse. Plus tard cette croûte devient sèche, dure, plus adhérente (Guibout, *Maladies de la peau*) si on la fait tomber on voit qu'elle recouvrait une sur-

face à peine rouge. Le bouton acnéique est formé par
de la matière sébacée qui écrasée dans les doigts est
molle et huileuse.

Les plaques épidermiques se rencontrent à la face
des gens avancés en âge, elles sont appelées crasses
des vieillards. Un autre caractère se tire de l'absence
de l'ulcération.

A la période d'ulcération :

Le cancroïde est une tumeur irrégulière, bosselée,
dure, présentant une ulcération anfractueuse à bords
saillants, indurés, comme cartilagineux, déchiquetés,
renversés en dehors, en rebord de bénitier, de cha-
peau, etc., le fond de l'ulcération est grisâtre, de mauvais aspect, les ganglions sont tardivement engorgés.
Le cancroïde se rencontre plus fréquemment à un âge
avancé.

A cette période, on pourra le confondre avec un
chancre induré. — Cette affection est caractérisée par
un ulcère petit, plus fréquemment arrondi. L'induration est globuleuse ou en disque, le début est récent.
Les ganglions sont rapidement engorgés. L'ulcération
précède l'induration (Duplay). Enfin, on le rencontre à
tout âge.

La confusion pourra encore exister avec une ulcération scrofuleuse. Mais, dans ce cas, les bords de
l'ulcère sont amincis, déchiquetés, décollés. — Cet
ulcère se rencontre plus fréquemment dans le jeune
âge, il siège habituellement à la lèvre supérieure,
enfin le fond de l'ulcération est rougeâtre et l'induration est moins consistante que celle du cancroïde.

Confondra-t-on le cancroïde avec une ulcération

tuberculeuse des lèvres ? Nous ne le pensons pas, car si de loin on peut hésiter, il n'est est plus de même après examen. Cette ulcération est peu profonde, arrondie; ses bords sont peu saillants, l'induration est presque nulle, le fond de l'ulcération est grisâtre. Cette ulcération coïncidait, dans un cas que nous avons observé dans le service de M. D. Mollière, chirurgien-major désigné de l'Hôtel-Dieu de Lyon, avec la phthisie pulmonaire. Le lupus se présente sous forme d'ulcération serpigineuse, recouverte de plaques crustacées; on retrouve des traces de cicatrisation ancienne dans le voisinage. (Guibout, *loc. cital.*)

Nous citerons en dernier lieu deux sortes de tumeurs des lèvres, avec lesquelles on ne confondra pas longtemps le cancroïde; tels sont les kystes, se présentant sous forme de tumeur arrondie non ulcérée, fluctuante, et les tumeurs érectiles, dont l'aspect est rouge-bleuâtre; ces tumeurs ne sont pas ulcérées, elles sont réductibles par pression. Dans les cas de tumeurs à caractère bien accusé, on pourra facilement faire le diagnostic; mais il ne faut pas oublier que des difficultés peuvent quelquefois surgir, et que le carcinome peut être confondu avec le cancroïde.

Cliniquement, les caractères différentiels des deux néoplasmes sont relatifs à la marche, à la cachexie, à l'action de la tumeur sur les glandes lymphatiques, à l'infection générale et à la curabilité. M. Heurtaux résume ainsi ces caractères : dans le cancroïde, la marche est lente, la cachexie survient tardivement; l'engorgement ganglionnaire est habituellement peu précoce, l'infection générale est très-rare, et enfin on peut arriver assez fréquemment à guérir le cancroïde.

Dans le carcinome, au contraire, la marche de la tumeur est rapide, la cachexie se montre de bonne heure; l'engorgement ganglionnaire est précoce, l'infection générale est très-fréquente, et la curabilité est extrêmement rare.

Nous avons déjà exposé plus haut le diagnostic différentiel des deux espèces que nous avons admises aux lèvres, nous n'y reviendrons pas.

# CHAPITRE V

**Pronostic**

Si, parmi les auteurs anciens, il s'en est trouvé qui aient considéré le cancroïde des lèvres comme une affection peu grave, et de ce nombre nous citerons Boyer, Bérard, Lebert, nous croyons pouvoir dire qu'aujourd'hui, grâce à l'attention plus grande dont cette affection a été l'objet, on est revenu à des idées que nous croyons plus conformes à la vérité et moins désastreuses pour les malades. Malgré l'autorité des noms cités plus haut, nous dirons donc que le cancroïde des lèvres est une affection que l'on ne doit pas négliger, et qui entraîne fatalement la mort si on l'abandonne à elle-même. Bruns, Gosselin, Billroth, et avec eux tous les chirurgiens modernes, sont d'accord sur ce point. Mais ce pronostic, qui s'assombrit considérablement si on laisse le mal suivre son cours, devient plus favorable lorsque le malade fait appel à des praticiens dignes de ce nom, et nous croyons que l'on peut trouver des faits de malades opérés de bonne heure, alors que la tumeur, quoique ayant l'aspect caractéristique, n'avait encore que la grosseur d'un pois, et qui n'ont plus été incommodés par l'apparition d'une nouvelle tumeur.

L'hérédité, sur l'influence de laquelle nous n'avons pu trouver de renseignements exacts, quant à l'étiologie du néoplasme, pèsera aussi d'un grand poids pour le pronostic, car on pourra toujours, dans ce cas, s'attendre à voir le mal récidiver.

Inutile de dire que le pronostic peut aussi se trouver influencé par le nettoyage plus ou moins complet que l'on aura fait subir à la région malade.

Le pronostic est encore rendu sérieux par la tendance que possède la tumeur à l'envahissement, et, sans vouloir sortir de la question, nous dirons, avec les auteurs qui se sont le plus occupés du cancroïde, que ce néoplasme est beaucoup plus grave aux lèvres. On comprendra facilement la raison de ce fait en songeant à la richesse de ces organes en glandes, et aux revêtements épithéliaux de celles-ci.

De plus, le cancroïde des lèvres, et il a cela de commun avec celui de la langue, est de tous, celui qui récidive avec le plus de facilité soit sur place, soit dans les glanglions de la région. La récidive pourra se faire sur place si le mal n'a pas été enlevé bien exactement, néanmoins, on cite des cas de récidive sur place, même après les opérations faites avec le plus grand soin, ce qui ne nous empêchera pas de croire que dans ces cas, le chirurgien n'avait pas suffisamment dépassé les limites du mal.

Pour Bruns, cité par Lortet, la récidive se montre à la fin de l'année durant laquelle le malade a été opéré et la mort arrive de 2 à 4 ans après la récidive.

Les faits de ce genre ont pu être observés, mais nous pensons que Bruns est trop pessimiste, et il ne nous a pas été donné d'observer un nombre de récidives suffisant pour partager l'opinion des auteurs que nous venons de citer.

Bruns, dans une statistique portant sur 55 cancroïdes des lèvres, après une ou plusieurs opérations a noté 36 récidives qui se sont faites le plus souvent sur place et au menton; viennent ensuite par ordre de fréquence les récidives dans le ganglions sous-maxillaires, au maxillaire inférieur, sur les parties latérales du cuir, à la région génienne, et à l'œsophage.

Enfin il a observé un cas de généralisation. Les cas de cette nature sont rares si l'on prend le terme de généralisation dans toute son acception, et dans les recherches que nous avons faites à ce sujet nous n'avons pas pu trouver un seul cas de généralisation à la suite de cancroïdes ayant débuté aux lèvres. Peut-être ce fait peut-il être expliqué par la gravité des désordres fonctionnels qu'entraîne tout cancroïde évoluant rapidement, désordres qui peuvent entraîner la mort avant que l'affection ait pu se généraliser. Mais nous pensons aussi que le fait n'a pas été suffisamment étudié.

Comme on peut le voir par ce que nous venons de dire le cancroïde des lèvres est une affection sérieuse,

et cette manière de juger les choses légitimera notre
opinion lorsqu'à propos du traitement, nous insisterons
fortement sur ce point : que tout cancroïde doit être
enlevé le plus tôt possible, car des circonstances indé-
pendantes de la volonté du chirurgien peuvent toujours
faire blâmer la ligne de conduite qu'il avait tracée au
malade, en l'engageant à recourir en premier lieu au
traitement médical.

# CHAPITRE VI

## Traitement

La tumeur ou l'ulcération présentée par un malade étant reconnue de nature franchement épithéliale, et étant connu le pronostic de cette affection, que doit faire le praticien?

Aujourd'hui encore il peut hésiter, mais nous espérons entraîner sa conviction par l'exposé que nous allons faire des modes de traitement du cancroïde, et nous croyons inutile d'ajouter que nous supposerons toujours le malade aussi docile que désireux d'être débarrassé de son mal.

Nous diviserons le traitement du cancroïde en :

1° Traitement médical ;

2° Traitement mixte ;

3° Traitement chirurgical.

## TRAITEMENT MÉDICAL

Il serait superflu d'examiner en détail tous les médicaments qui ont été préconisés contre le cancroïde en général et celui des lèvres en particulier; qu'il nous suffise d'en citer quelques-uns, nous réservant d'étudier plus en détail ceux qui méritent d'attirer notre attention soit à cause des résultats obtenus, soit à cause des noms bien connus des auteurs qui en ont vanté l'efficacité.

Citons d'abord les anti-cancéreux qui sont jugés de la façon suivante par Hebra dans son *traité des maladies de la peau.*

Depuis l'héroïque arsenic, dit-il, jusqu'au doux souci des jardins et à l'inoffensif charbon, tous les anti-cancéreux sont abandonnés par les médecins instruits.

La poudre de frère Cosme (pâte arsenicale), la liqueur de Fowler en applications locales (Courty) la pâte sulfocarbonatée (Ricord), acide sulfurique et safran (Velpeau), acides nitrique et acétique, créosote, chromate de potasse, chlorure de zinc en pâte ou liquide, nitrate d'argent, suc gastrique, suc pancréatique, chlorate de potasse et les solutions alcalines (Busch), tout a été expérimenté mais aucune de ces médicaments ne peut être donné comme réellement efficace.

*Parmi les caustiques,* citons immédiatement le chlorure de zinc en pâte ou liquide, qui ne peut être employé que dans le cas où la tumeur de la lèvre est petite et n'a pas envahi profondément les tissus, car dans le cas contraire, si le caustique doit agir sur toute l'épaisseur de la lèvre et qu'à la chute de l'eschare, il reste une perte de substance d'une largeur même peu considérable, comment se fera la cicatrisation ? et cependant le sujet ne peut pas porter jusqu'à la fin de ses jours une perte de substance, quelle que soit sa forme et surtout si c'est la lèvre inférieure qui est atteinte. La cautérisation devra donc être suivie d'une opération sanglante; double intervention qui doit être évitée.

Mais dans le cas où l'affection serait bien limitée, peu étendue, nous croyons que l'on pourrait, faute de mieux, essayer de l'emploi de ce caustique.

A propos du traitement mixte, nous aurons occasion d'exposer la marche à suivre que nous croyons la plus simple pour appliquer le chlorure de zinc.

*Le nitrate d'argent,* dont l'emploi a été vanté par les uns et blâmé par d'autres, ne nous arrêtera pas longtemps, car nous ne craignons pas de nous élever de toutes nos forces contre les cautérisations avec le crayon d'azotate d'argent. — Nous blâmons énergiquement les praticiens qui emploient ce moyen qui, entre leurs mains aussi bien qu'entre celles des empiriques, a donné et donnera encore longtemps les résultats les plus déplorables.

Le nitrate d'argent n'est pas un caustique assez éner-

gique pour agir efficacement sur le cancroïde, il agace,
il tourmente la tumeur ou l'ulcération, qui réagit à son
tour.

Ce jugement que nous venons de porter sur le nitrate
d'argent, s'adresse en même temps à tous les caustiques légers. Et d'ailleurs le résultat de ces cautérisations légères n'avait-il pas déjà été noté par les auteurs
anciens qui avaient donné à l'affection qui nous occupe,
le nom de noli me tangere, car ils avaient déjà remarqué
que des tumeurs qui étaient stationnaires depuis longtemps, prenaient, sous l'influence des cautérisations
mal faites, une marche extrêmement rapide, et ce que
ces auteurs avaient vu, s'est présenté fréquemment à
notre observation. Il nous est même arrivé souvent
d'entendre des malades porteurs de cancroïdes labiaux
accuser, très-exactement à notre avis, comme cause de
la marche rapide de leur mal, une cautérisation mal
faite remontant à une époque plus ou moins éloignée.

Disons encore que le nitrate d'argent peut être employé en solution sous forme d'injection sous cutanée,
nous reviendrons plus loin sur les détails de cette méthode.

L'emploi des caustiques pour les cancroïdes des
lèvres doit donc être très-restreint. Pour Ledran, les
caustiques ne peuvent convenir que si la tumeur est
assez petite pour qu'une seule application puisse la
détruire; pour nous, nous pensons que l'on fera aussi
bien de s'en abstenir.

*Le chlorate de potasse* mérite une étude toute particulière.

C'est à un médecin italien, Tedeschi, que revient

l'honneur d'avoir appliqué le premier le chlorate de potasse dans un cas de cancroïde en 1846. Après avoir traité une tumeur rebelle par le mercure, la poudre arsénicale, il eut l'idée de recourir à l'emploi du chlorate de potasse, dont il fit une solution contenant 8 grammes de sel pour 195 grammes d'eau. Les applications furent faites pendant 2 mois, et la guérison s'en suivit.

De 1846 à 1851, nous ne retrouvons aucun cas de cancroïde traité par le chlorate de potasse.

En 1851, Milon en fit usage pour un cancroïde, et enfin en 1863, à la suite d'expériences faites par Leblanc sur des animaux, et par Bergeron sur l'homme, ce dernier fit connaître le résultat auquel ils étaient arrivés.

Disons d'abord que Bergeron a employé le chlorate de potasse à l'intérieur ou à l'extérieur, ou des deux façons simultanément. *(Gazette hebdomad.* 1863, p.859.

Les conclusions du rapport de Bergeron furent les suivantes : l'emploi du chlorate de potasse à l'extérieur pour des tumeurs bien nettement cancroïdales, a été suivi de guérison.

Dans les cas au contraire où le médicament a été donné à l'intérieur, sauf un cas de la Salpétrière en voie de guérison au moment où Bergeron faisait sa communication, les résultats ont été nuls. Leblanc qui avait obtenu des guérisons chez les animaux en employant le chlorate de potasse à l'intérieur, a expliqué la discordance des résultats en disant que dans les cas traités chez le chat ou chez le cheval, la lésion occupait la muqueuse buccale et ces surfaces ont nécessairement subi l'action directe du sel au moment où on l'administrait en solution dans l'eau où dans le lait.

Enfin, Bergeron termine en faisant connaître les solutions dont il s'est servi à l'intérieur, soit 1 gramme de sel pour 25 grammes d'eau, ajoutant qu'il est prudent de commencer par des doses faibles si l'on ne veut pas faire naître des troubles gastriques, qu'il a observés lui-même ainsi que d'autres expérimentateurs.

A partir de ce moment, ce médicament qui pouvait paraître si précieux, car il supprimait complétement l'intervention chirurgicale, fut expérimenté par plusieurs chirurgiens qui dans leurs services hospitaliers avaient souvent à traiter des cancroïdes et qui trop souvent même se trouvaient impuissants en présence de cas très-étendus. Mais, nous devons dire de suite que les applications ont été faites sur des tumeurs épithéliales siégeant sur différentes parties du corps : Milon, Cook, Féréole, Magni (de Bologne), Vidal, les professeurs Valette et Desgranges de Lyon, en 1864. Nous ne citons que les chirurgiens qui ont fait connaître les résultats de leur expérimentation. Mais ce qui rend les conclusions difficiles à tirer, c'est que dans toutes ces expériences, le chlorate de potasse a été employé de façons très-variées. On l'a administré à l'extérieur, ces applications ont été faites seules ou combinées avec l'administration à l'intérieur, intermittentes ou continues. Enfin, les applications locales qui se faisaient d'abord sans rien changer à la surface de la plaie, ont été dans la suite précédées de certaines opérations telles que cautérisation, abrasion, etc. Bergeron a combiné l'emploi du sel à celui du chlorure de zinc. —

Vidal, au lieu de se servir des solutions, employait le médicament sous forme de poudre, et enfin le professeur Desgranges, dans les observations publiées par M. Euthyboule (*Thèse inaugurale*, Paris, 1877), a fait des applications de chlorate de potasse en solution, après avoir fait l'abrasion de la tumeur.

A propos du traitement par le sel de potasse, nous citerons l'observation suivante publiée par M. Euthyboule (*Loc. cit.*) et tirée de la pratique hospitalière du professeur Desgranges (de Lyon).

OBSERVATION. — *Cancroïde de la lèvre supérieure.* — Traitement mixte. — Amélioration notable. — (Traitement commencé par M. VALETTE en décembre 1863 et continué par M. DESGRANGES jusqu'au 1er octobre 1864).

Marguerite A., jardinière, 67 ans. — Entrée à l'hôpital de l'Hôtel-Dieu, salle Sainte-Anne.

Cette femme déclare n'avoir jamais été malade et l'on ne découvre chez elle aucun vice héréditaire, aucun antécédent vénérien ou rhumatismal. Sa menstruation a toujours été régulière jusqu'à 44 ans, époque à laquelle est survenue la menopause. L'affection dont elle est atteinte, a débuté il y a 9 ans par un petit bouton de la grosseur d'une tête d'épingle, ressemblant par ses caractères extérieurs à une verrue et située sur la portion droite de la lèvre supérieure. Ce bouton, siège d'un prurit assez intense, ne tarda pas à s'excorier; alors il se forma une croûte dont la chute fréquente, accompagnée d'un suintement sanguin, produisit l'ulcération de toute la tumeur. Cette ulcération s'étendit peu à peu, et plus tard, sous l'influence de deux cautérisations avec la potasse caustique, elle fit en peu de temps des progrès rapides.

Le 22 septembre 1863, la malade entra à l'hospice de l'Antiquaille. Le traitement qu'on lui prescrivit là, (acide arsénieux et conicine à l'intérieur, cautérisations de la plaie avec la solution de chlorure d'or), n'eurent aucune efficacité. La lésion continua à s'étendre et la malade sortit de l'hospice au bout de deux mois pour entrer à l'Hôtel-Dieu.

A son entrée dans la salle Sainte-Anne, voici ce que l'on constate. La partie droite de la lèvre supérieure est envahie par une ulcération qui déborde la commissure et s'étend jusque sur la joue correspondante. Cette ulcération porte à la fois sur la hauteur et l'épaisseur de la lèvre, elle arrive jusqu'à la narine mais n'y pénètre pas et l'aile du nez est encore intacte. Au niveau de la commissure, la lèvre est détruite dans une grande partie de son épaisseur et son bord libre présente une échancrure.

L'ulcère est anfractueux, bourgeonnant, à bords irréguliers, découpés, à bosselures dures et rougeâtres, recouvert çà et là de croûtes noirâtres et entouré d'un tissu induré. Il secrète peu, mais saigne facilement et est le siége de douleurs lancinantes. Les ganglions sous-maxillaires ne sont point engorgés, quant à l'état général il est bon.

On soumit la malade au traitement suivant : Potion avec deux grammes de chlorate de potasse. — Pansement avec une solution au quinzième (chlorate 10, eau 150).

Sous l'influence de ce traitement, le cancroïde cesse de s'étendre et à partir du mois d'avril, l'ulcération commence à se cicatriser. Au mois d'octobre, on constate une amélioration notable, l'ulcération est moins étendue, sa surface et ses bords sont plus réguliers, surtout du côté de la joue.

Le professeur Desgranges ajoute à la fin de son observation que le traitement par le chlorate de potasse a duré onze mois et que le résultat obtenu est une diminution au moins de la moité du cancroïde. — Application constante de la solution, administration à l'intérieur interrompue de temps à autre à cause de quelques troubles digestifs.

Nous ferons suivre cette observation très-intéressante de la statistique présentée par M. Euthyboule.

Cet auteur a rassemblé onze cas, dont cinq fournis par le professeur Desgranges; sur ce nombre, il a compté dix guérisons et un insuccès.

Ce résultat est merveilleux, et on serait tenter de se laisser séduire par l'exposé de si beaux succès. Mais ne semble-t-il pas aussi que l'on a profité du médicament pendant qu'il guérissait, car le nombre des cancroïdes n'a certainement pas diminué, et nous n'avons pu trouver que la petite statistique citée plus haut; et lorsque M. Euthyboule a présenté sa statistique il ignorait sans doute, comme nous, tous les cas qui n'ont pas été publiés, soit à cause des insuccès ou des résultats douteux, et d'ailleurs les combinaisons de procédés ont été si nombreuses que l'on pouvait toujours se demander si le résultat heureux était dû à l'emploi du sel potassique ou des autres agents, cautérisation, abrasion.

Sans vouloir suivre M. Euthyboule dans tous les détails qu'il nous fait connaître sur la bénignité du pansement au chlorate de potasse, nous constaterons que ni lui ni d'autres expérimentateurs n'ont pu nous fournir des indications précises de l'emploi de la méthode, et l'auteur ne dit que ceci : Le chlorate de potasse réussit dans les cas où la lésion n'est pas d'un degré très-avancé, et surtout lorsqu'elle ne va pas très-loin en profondeur. Par contre, il réussit moins quand il s'agit de vastes ulcérations ayant détruit une grande partie de l'épaisseur des parties molles et quand le mal a pris des racines très-profondes dans les éléments constitutifs de la région. Il guérit plus facilement le cancroïde de la peau que ceux des muqueuses; la tumeur doit être franchement ulcérée, et sa surface ne doit pas être masquée par des croûtes ni présenter des bosselures ou des inégalités. Enfin, M. Euthyboule constate une particularité qui nous intéresse au plus haut point, c'est que les cancroïdes des lèvres guérissent quelquefois ou sont au moins notablement améliorés par le sel de potasse.

Le praticien se trouvant en présence d'une tumeur épithétiale de la lèvre qu'il veut traiter par le chlorate de potasse, comment doit-il employer le sel?

A l'intérieur, le médicament sera donné à la dose de 2 à 4 grammes par jour.

A l'extérieur, on pourra l'employer en lotions ou en poudre. Les solutions se feront dans la proportion de 1 gramme de sel pour 15 grammes d'eau. Les applications se feront à l'aide de compresses, charpie, etc., et seront permanentes.

La poudre sera mise directement en contact avec les surfaces que l'on aura préalablement régularisées par l'abrasion ou la cautérisation.

Le chlorate de potasse donné à l'intérieur doit être pris au moment du repas, car à ce moment il est mieux supporté. On doit éviter de le donner concurremment à l'iodure de potassium, car d'après Melsus il peut se former une iodate de potasse très-toxique.

Comment agit le chlorate de potasse? Pour nous qui n'avons pas expérimenté le médicament nous devons nous en rapporter aux expériences des praticiens.

Pour M. Euthyboule, le chlorate de potasse a une action cicatrisante sur toute les surfaces ulcérées, action particulière s'adressant probablement aux cellules morbides elles-mêmes, et en vertu de laquelle il peut attaquer le mal dans ses germes. — Cette action immédiate expliquerait en même temps l'efficacité du traitement interne.

Pour d'autres auteurs, il aurait pour action d'arrêter la prolifération des cellules. Nous venons de présenter, d'après le résultat des expérimentations, les conditions exigées pour que le chlorate de potasse puisse agir efficacement, mais on a déjà reconnu qu'il n'y a là rien de précis, rien qui puisse entraîner la conviction du praticien, de façon qu'après s'être engagé dans cette voie, il ne regarde pas en arrière, et n'ait pas à regretter un jour d'avoir pris cette détermination.

Nous savons que l'on pourra nous objecter que dans les cas de tumeur épithéliale des lèvres au début, de tumeur petite, sans engorgement ganglionnaire concommittant, on a toujours le temps de voir les modifications subies par la tumeur ou l'ulcération, que si l'accroissement était trop rapide et que le chlorate de potasse parût ne pas agir convenablement, l'instrument tranchant serait toujours là pour sortir de l'embarras. Mais à cela nous répondrons que personne ne peut affirmer que tandis que l'on attaque la face extérieure du mal, les parties profondes ne progressent pas en sens opposé, et que tel ganglion qui était indemne au moment de la première visite, le sera encore à la seconde, surtout si comme cela doit arriver fréquemment on renvoie le malade porteur d'une solution qui devra lui servir pendant plusieurs jours, et dont il pourra quelquefois être trop économe. Ces cas, quoique rares, peuvent se rencontrer néanmoins. Pour nous, nous n'hésitons pas à dire que dans tous les cas remplissant les conditions exigées pour le succès du chlorate de potasse, si le malade y consent, nous préférons et nous conseillons l'emploi de l'instrument tranchant malgré toutes les complications auxquelles il peut exposer le malade, et comme conclusion ultime, nous dirons que tout en considérant le chlorate de potasse comme un pansement précieux pour les tumeurs épithéliales en général et celles des lèvres en particulier, nous le réservons quant à ces dernières, pour les cas dans lesquels l'intervention chirurgicale n'est pas possible, soit à cause de l'étendue de la lésion, soit à cause de la pusillanimité des malades.

*Bichlorure de mercure.* — En 1864, sous l'inspiration du professeur Kuss (de Strasbourg), M. Senut fit connaître dans sa thèse l'efficacité du bichlorure de mercure dans les cas de tumeurs épithéliales bien avérées. L'auteur présenta ce médicament comme un spécifique, mais il est regrettable que les conclusions ne reposent que sur deux observations, qui ne peuvent pas être concluantes.

M. Senut admet que, dans ces cas, le sublimé corrosif n'agit pas comme caustique, mais qu'il a une action analogue à celle qu'on lui reconnaît sur les lésions syphilitiques. — Il désinfecte et dessèche la tumeur. La destruction se fait sans douleur, et la cicatrice est insignifiante. Il faut reconnaître que ce sont là de bien grands avantages, mais qui n'éprouverait de la répulsion à employer le médicament pour des cancroïdes labiaux, si rapprochés quelquefois de la cavité buccale que l'on peut toujours craindre l'intoxication, surtout avec des malades inexpérimentés ?

Néanmoins, s'il plaisait à un médecin d'essayer l'emploi du sel mercuriel, nous dirons que l'on doit commencer par une solution au centième, et que s'il n'y a pas d'accidents d'intoxication on va graduellement jusqu'à la solution au soixantième et même au quarantième. Nous n'insisterons pas plus sur ce médicament qui attend le contrôle de l'expérimentation.

M. Courty (de Montpellier) a employé les injections de liqueur de Fowler.

Azam (de Bordeaux) a essayé l'emploi de l'acide acétique contre les cancroïdes, la solution était formée de 5 parties d'acide pour 20 parties d'eau.

Richet aurait obtenu de bons résultats avec le même acide dans des cas de cancroïdes bien confirmés. Néanmoins, M. Azam termine sa communication en disant que l'acide acétique peut avoir une action sur ce qu'il appelle des crasses, c'est-à-dire des accumulations de cellules épithéliales produites par une lésion des éléments papillaires de la peau, mais qu'il est probablement inutile dans les cas de cancroïdes véritables. Nous n'ajouterons rien à ce jugement, de crainte d'en amoindrir l'importance.

Barclay, en 1866, s'est servi de solutions concentrées d'acide acétique, d'acide citrique ou phénique; les résultats ont été insignifiants.

Bénéke, en 1865, a employé l'alcool et le chloroforme, et il dit avoir obtenu une amélioration transitoire et une diminution de l'ulcération.

*Injections sous-cutanées :* Puisque nous avons déjà

parlé des injections sous-cutanées, nous ne pouvons passer outre sans nous arrêter un instant à l'étude de ce mode de traitement, et des diverses substances qui ont été injectées.

C'est à Thiersch que revient l'honneur d'avoir eu le premier l'idée de faire des injections dans les tumeurs épithéliales, et c'est surtout sa méthode que nous exposerons avec quelques détails.

En 1867, dans un rapport très-intéressant inséré dans la *Gazette hebdomadaire*, M. Léon Lefort s'exprimait ainsi : « Il n'est pas un chirurgien qui, en voyant, sur la platine du microscope, s'altérer et se dissoudre sous l'action de certains réactifs les cellules caractéristiques de certains produits morbides, n'ait rêvé la possibilité de reproduire sur le malade lui-même ce qu'il produit entre les deux lames de verre, et n'ait songé à dissoudre et à faire disparaître les tumeurs cancéreuses par le contact direct de quelque agent chimique. » Quelques chirurgiens, voulant que ce rêve devînt une réalité, se sont mis à l'œuvre, et parmi eux nous citerons Thiersch, Broadbent, Nussbaum, et beaucoup d'autres qui n'ont pas fait connaître le résultat auquel ils sont arrivés.

M. Broadbent, cité par Lefort, appela l'attention de l'association médicale britannique sur la guérison des tumeurs cancéreuses par les injections sous-cutanées d'acide acétique. Il espérait par ce moyen, dit M. Lefort, amener une modification des tumeurs ulcérées, et même les détruire, car, disait-il, l'acide acétique étant sans action coagulante sur l'albumine, pénétrera par imbibition dans toute la tumeur, et son action ne sera pas limitée au point dans lequel on aura fait l'injection ; de plus, cet agent chimique agira sur les cellules de la tumeur portée par le malade, comme il agit sur les mêmes cellules placées sous le champ du microscope ; et enfin s'il venait à pénétrer dans les vaisseaux, il ne déterminerait ni l'empoisonnement, ni la production d'embolie. Disons immédiatement que les résultats n'ont pas répondu à l'attente, et que l'acide acétique dilué, qui devait détruire les tumeurs cancéreuses par une sorte d'action élective, et non pas comme caustique, agit réellement comme ces derniers agents médicamenteux, et provoque la formation d'eschares, de même que tous les autres caustiques. (Lefort).

Mais une autre objection a été faite à ce mode de traitement. Par ce moyen a-t-on dit, on attaque la tumeur, mais on n'attaque pas le processus qui donne naissance aux tumeurs cancéreuses. Aussi M. Albanèse, que nous aurons occasion de citer plus loin, ajoute-t-il que pour arriver à un résultat utile ou définitif, il faut chercher le moyen de détruire le tissu cancéreux déjà formé et en même temps d'arrêter dans sa marche la formation du cancer dans la zone des tissus qui l'environnent.

Tel est le principe de la méthode de Thiersch, qui a fait autour des tumeurs épithéliales des injections d'azotate d'argent suivies d'injections d'une solution de chlorure de sodium. Voici d'ailleurs quelques détails sur le manuel opératoire. A la distance de un centimètre et demi à deux centimètres du bord apparent de la tumeur, l'auteur pratique des injections avec une légère solution aqueuse de nitrate d'argent soit 1 gramme de nitrate d'argent pour 2,000, 3,000 et même 5,000 grammes d'eau. Ces injections sont suivies après 10 minutes, d'autres injections d'une solution aqueuse de chlorure de sodium ainsi composée : 1 gramme de chlorure de sodium pour eau 2,500.

Ces injections sont faites autour de la tumeur à la distance de 3 centimètres l'une de l'autre avec la seringue de Pravaz en direction horizontale. On en fait d'autres verticalement sur la surface de la tumeur elle-même.

On peut répéter ces injections et augmenter le degré de concentration en prenant pour règle de conduite l'irritabilité des tissus. En outre, on peut employer la solution pour imbiber le pansement (Albanèse).

Parmi les objections faites à la méthode, citons celle de M. Lefort. D'une part le nitrate d'argent doit se transformer immédiatement par les chlorures que renferment nos tissus ; et d'autre part l'injection de chlorure de sodium faite 10 minutes après ne peut donner lieu qu'à la formation d'une chlorure d'argent insoluble, sans action sur la matière cancéreuse.

Plus tard, sans doute pour arriver à des résultats plus complets et plus rapides, Thiersch voulut augmenter le titre de la solution, mais le malade mourut d'infection purulente. La quantité de solution de nitrate d'argent injectée a varié de 7 à 32 grammes.

En 1867, Nussbaum reprit l'étude de la méthode de Thiersch et il cite 15 observations de malades chez lesquels il a fait des injections pour des tumeurs épithéliales.

Les solutions étaient faites aux doses suivantes :

azotate d'argent 1 gramme, eau 2,000 grammes, chlorure de sodium 1 gramme, eau 1,000 grammes. Mais les observations de Nussbaum, sont loin d'être favorables à la méthode, car on trouve 11 insuccès et 4 succès.

Sur ces 4 succès, un a été obtenu par la combinaison des injections de pepsine, mais a été suivi de récidive.

Le second dû à l'injection de nitrate d'argent a été suivi de récidive.

Dans le troisième cas, la tumeur n'était pas réellement cancéreuse. Enfin, dans le quatrième il s'agit d'un cancer du sein accompagné d'abcès multiples, il y eut guérison. (Albanèse),

Ajoutons que contrairement à l'opinion de Thiersch, la solution de nitrate d'argent agit comme caustique, et quant à présent on ne peut admettre comme obtenu la but proposé, c'est-à-dire la disparition des éléments de la tumeur. Dans les cas les plus heureux on a obtenu une diminution du volume de la tumeur et une augmentation de sa consistance. Parfois il y a résorption insensible de la substance de la tumeur, d'autres fois, il s'en détache des portions sous forme d'eschares sèches, et il reste une plaie couverte de granulations de bonne nature (Albanèse).

Ces résultats que nous avons montrés comme insuffisants pour entraîner la conviction des praticiens, ont néanmoins encouragé les expérimentateurs qui ont injecté des substances très-variées. Thiersch et Nussbaum ont expérimenté avec le suc gastrique, mais on a dû s'arrêter bientôt dans cette voie parce que ces injec-

tions sont très-douloureuses et ont été suivies d'accidents graves.

Au congrès de Florence (1867), M. Albanèse a fait
connaître le procédé suivi par Nussbaum qui aurait
obtenu de bons résultats en employant pour ses injections une solution de pepsine et d'acide acétique.

Enfin Albanèse lui-même a employé la méthode de
Thiersch modifiée par Nussbaum, et dans 7 cas de cancer épithélial il a obtenu les résultats suivants :

Dans 4 cas, guérison complète. — Dans le cinquième
cicatrisation partielle, le traitement n'étant pas achevé
au moment où la comtaunication fut faite. — Dans le
sixième, réduction du volume de la tumeur. Dans le
septième, pas de résultat.

Comme dernier agent employé en injections, citons le suc pancréatique. Nous n'avons pas retrouvé
d'observations rapportant le résultat de ces injections, nous dirons donc seulement que c'est à Schiff
que l'on doit la première idée de l'injection du suc
pancréatique. C'est au moment où les chirurgiens
italiens employaient le suc gastrique en injections,
espérant qu'ils détruiraient surtout les éléments
de la tumeur, que le célèbre physiologiste vint leur
démontrer que l'on devait préférer le suc pancréatique
qui, disait-il, recherche en gourmand émérite les
parties cancéreuses en respectant les vaisseaux, pro-
priétés que ne possède pas le suc gastrique. Ceci dit,
quel conseil donner aux praticiens. Doivent-il user de
la méthode de Tiersch pure ou modifiée? Nous ne le
pensons pas, car aucune des substances, comme nous
l'avons dit déjà, n'a répondu à l'attente des expérimen-

tateurs. Mais il résulte de l'étude que nous venons de faire, que si les substances injectées n'ont pas agi comme on le pensait, elles ont du moins rempli l'office de caustiques, et que par conséquent on pourra toujours avoir recours à cette classe d'agents thérapeutiques, auxquels on ne demandera pas de modifier les éléments des tumeurs épithéliales pour en amener la résorption, mais au contraire la mortification des parties avec lesquelles ils auront été mis en contact, ce qui d'ailleurs est leur rôle habituel.

## TRAITEMENT MIXTE

Nous comprenons, sous le nom de traitement mixte, la combinaison de l'instrument tranchant et des substances médicamenteuses, et pour nous faire mieux comprendre, nous dirons que le type de ce mode de traitement, c'est l'abrasion suivie de l'application du chlorate de potasse ou du chlorure de zinc. Si nous avons fait un chapitre particulier pour ce traitement, c'est que nous ne pensons pas qu'il puisse être compris sous le titre de cautérisation, ni dans le paragraphe qui traite de l'action du chlorate de potasse ; et pour insister une fois de plus sur ce point, à savoir que, si l'on veut obtenir un résultat au moyen des caustiques ou de sel de potasse, il faut, en général, faire l'abrasion des tumeurs avant d'avoir recours à ces substances. A l'aide du bistouri ou des ciseaux, le chirurgien fait disparaître toutes les parties saillantes des ulcérations ou des tumeurs, après quoi il applique le médicament qui est le plus habituellement du chlorure de zinc ou une solution de chlorate de potasse. On voit déjà par où pèche ce mode de traitement employé pour les lèvres, car si, après avoir fait l'abrasion, on applique un caustique sur la lèvre, dans le voisinage du bord libre, il y aura formation d'une eschare plus ou moins étendue, et nous nous demandons comment se fera la cicatrisation? Néanmoins, on pourra faire l'abrasion avant d'employer le chlorate de potasse, et cela dans le cas où le chirurgien ne pourra pas intervenir librement pour des raisons sur lesquelles nous ne reviendrons pas.

En résumé, les indications du traitement mixte pour des cancroïdes des lèvres sont donc peu nombreuses, et nous conseillons de n'y avoir recours que lorsqu'on ne peut faire autrement que de soumettre le malade au traitement médical.

## TRAITEMENT CHIRURGICAL

Nous avons eu occasion de parler de l'emploi des caustiques. Reste le cautère actuel, mais, pour notre compte du moins, nous ne trouvons aucune indication de ce mode de traitement des cancroïdes des lèvres, nous ne nous y arrêterons donc pas plus longtemps. Mais avant d'aborder l'étude de l'emploi du bistouri, nous devons parler d'un nouveau mode de traitement employé par le professeur Hebra de Vienne dans certaines néoplasies de la peau. Nous voulons dire le raclage à l'aide des curettes de Volkman.

Ce mode de traitement a été introduit en France par M. Aubert, professeur agrégé de la faculté de médecine de Lyon, chirurgien-major de l'hospice de l'Antiquaille, qui a publié en 1876 (*Lyon-Médical*) une traduction de l'article de M. Hebra fils de Vienne sur l'emploi de ce nouveau procédé.

Le raclage se fait à l'aide de petites curettes d'acier de forme et de grandeur variées, à bords très-amincis.

Nous ne nous appesantirons pas outre-mesure sur ce mode de traitement, parce qu'il a été proposé pour des néoplasies cutanées dont nous n'avons pas à parler ici, et que quoique mis en pratique pour le traitement des cancroïdes, ceux des régions qui nous occupent, ont rarement été attaqués par le grattoir, et qu'il n'est pas venu à notre connaissance que des cancroïdes des lèvres aient été détruits par ce procédé. Le raclage a pu triompher dans les cas de tumeurs cancroïdales du nez, des joues, de l'angle interne de l'œil, c'est du reste ce que nous avons vu nous-même à la clinique du professeur Desgranges, et ce qui arrive fréquemment dans les services de maladies cutanées, mais il n'en n'est plus de même lorsque la tumeur ou l'ulcération ont pour siége les lèvres. Dans ces cas, si l'on y réfléchit, on comprend que les lèvres n'offrent pas une résistance suffisante et en second lieu, admettant que l'on pût arriver à immobiliser la lèvre malade, nous prétendons que dans le cas de tumeur un peu volumineuse, ou d'ulcération un peu étendue, le grattoir doit être laissé de côté. Car telle tumeur dont l'ablation au bistouri aurait été suivie d'autoplastie, si on l'enlève par le grattoir, laissera à sa place une destruction plus ou moins grande des tissus que l'on ne peut espérer voir se réparer, et nous ne croyons pas qu'avec un grattoir, il soit possible d'obtenir des surfaces que l'on puisse amener au contact et suturer.

Nous réserverons donc l'emploi du raclage pour les cas de tumeurs petites ou d'ulcérations peu étendues, en un mot, pour celles que nous proposerons dans la suite de faire disparaître par simple excision sans autoplastie. Car dans ces cas, peu importe que la perte de substance soit produite par tel ou tel instrument, puisque nous livrons la plaie à la cicatrisation, sans faire intervenir l'autoplastie.

Nous ne voulons en aucune façon porter atteinte à ce procédé très-simple et très-utile, mais nous tenions à faire savoir que ses applications pour les cancroïdes des lèvres doivent être très-restreintes.

Nous allons en quelques mots faire connaître le modus faciendi.

On se sert comme nous l'avons dit, des curettes en acier de Volkman. Ces curettes varient beaucoup de forme, de grandeur; le raclage que nous ne décrirons pas, car le nom indique assez ce que l'on doit faire, doit être continué jusqu'à ce qu'il n'entraîne plus aucune parcelle de tissu malade. On sera averti que la place est bien nettoyée par une sensation de résistance plus grande que l'on éprouvera en arrivant aux tissus sains qui résistent plus que les tissus pathologiques, et si l'on s'en rapporte au dire des chirurgiens qui ont mis en pratique le procédé de raclage, cette différence de résistance entre les deux tissus est très-appréciable.

Ce sont les bords des cancroïdes qu'il faut gratter avec le plus de soin pour éviter la récidive; il ne faut même pas craindre d'y revenir deux jours de suite.

L'hémorrhagie qui peut être assez abondante, sera arrêtée à l'aide d'un tampon de charpie sèche.

La douleur sera assez vive, mais on pourra toujours avoir recours à l'anesthésie du malade.

Enfin, nous terminerons en citant une modification apportée au procédé par M. Aubert. Ce chirurgien, après avoir fait le raclage, cautérise le fond de la plaie avec le nitrate d'argent, afin d'obtenir une destruction complète des tissus, car, dit-il, une cellule de cancroïde ne peut aboutir qu'à une récidive.

*Traitement chirurgical par le bistouri.* — Les procédés chirurgicaux proposés pour le traitement des
cancroïdes des lèvres, ont varié à l'infini, suivant les
cas et suivant les opérateurs. Chacun a voulu avoir son
procédé, ce qui, comme le dit M. Bouisson: *(Dict. Ency-
clop.* Tom. XV), n'a servi qu'à embarrasser la voie ;
aussi suivrons-nous le conseil qu'il donne et n'expose-
rons-nous ici que les procédés que nous croyons les
meilleurs et les plus usités, par cette raison qu'ils peuvent servir dans le plus grand nombre des cas qui se
présenteront aux chirurgiens.

Nous exposerons d'abord le cas le plus simple, qui
n'exige que l'ablation du néoplasme, puis nous étudie-
rons les cas dans lesquels cette ablation doit être suivie
d'une seconde opération, la cheiloplastie, en commen-
çant par les tumeurs de la lèvre supérieure, abordant
ensuite le traitement de celles qui siégent aux commissures, et enfin le celles que l'on rencontre à la lèvre
inférieure. Ces dernières nous arrêteront plus longuement à raison de leur fréquence sur cet organe et à
raison aussi des variétés de formes et de siéges que l'on
peut observer.

Disons avant d'aller plus loin que les figures A B,
D F. sont tirées de l'atlas de Serre *(Art de restaurer
la face)*. Les autres ont été mises à notre disposition
par notre excellent maître, le professeur Desgranges,
que nous prions de recevoir ici l'assurance de notre
gratitude.

Suivant la marche que nous avons indiquée, le premier
cas qui s'offre à nous, est celui d'un cancroïde siégeant
sur le bord libre de l'une ou l'autre lèvre. Cette tumeur

peut être constitué par un simple petit bouton, former une saillie peu marquée, être ulcérée ou non, cela importe peu. Ou bien elle peut être étendue horizontalement de telle sorte que la peau du bord libre soit envahie dans une étendue plus ou moins grande.

Un coup d'œil sur la fig. A fera bien comprendre notre pensée. Les couches sous-jacentes à la peau, la muqueuse elle-même pourront avoir été

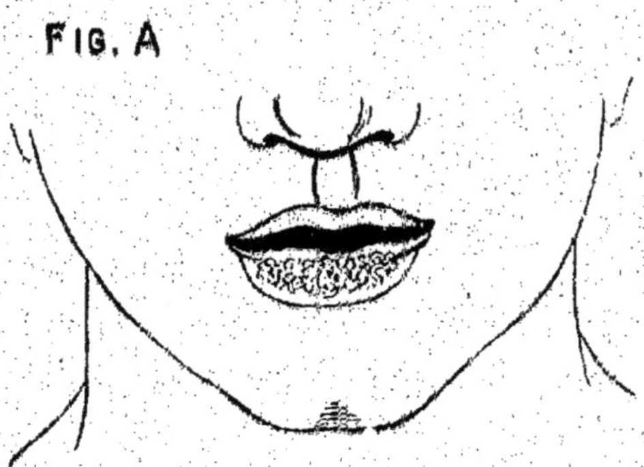


atteintes par le processus ou être restées indemnes.

Que faire dans ce cas ? Le procédé est bien simple, enlever le mal par une excision qui peut se faire en surface ou être cunéiforme. L'excision suivant une ligne courbe à concavité tournée du côté du bord libre est la plus usuelle. (Fig. A). Elle se fait à l'aide de ciseaux courbes ou du bistouri. Les hémorrhagies seront arrêtées par torsion ou par des ligatures, et suivant l'étendue et la largeur de la plaie, on peut laisser la cicatrisation s'opérer dans ces conditions, ou bien réunir la muqueuse à la peau par quelques points de suture.

On fera ensuite un pansement à plat, en ayant soin d'employer un linge cératé, car il arrive souvent que lorsqu'on enlève le pansement, on s'aperçoit qu'il a contracté des adhérences avec la surface et on peut ainsi provoquer des déchirures suivies de suintement sanguin, et même entraîner la ligature d'une artère qui donnera un jet de sang que l'on ne pourra arrêter que par une nouvelle ligature. Inutile de dire que ces petites complications ne laissent pas que d'être désagréables pour l'opérateur aussi bien que pour l'opéré.

Par ce procédé, la perte de substance est si peu étendue que l'opération se borne à ce que nous venons d'exposer. Mais lorsque la perte de substance est plus vaste, et que l'on ne peut plus espérer que le vide résultant de l'ablation de la tumeur pourra être comblé par la cicatrice, il faut intervenir. C'est alors que le chirurgien a recours à ce que l'on appelle la cheiloplastie, opération sur laquelle nous allons dire quelques mots avant de parler de ses applications à la restauration des lèvres dans les cas de cancroïde.

On donne le nom de Cheiloplastie à une opération chirurgicale qui a pour but de restaurer totalement ou partiellement les lèvres dont la substance a été détruite dans une plus ou moins grande étendue. Dans la question qui nous occupe, la perte de substance est due soit au néoplasme, soit à l'intervention chirurgicale. Sans vouloir entrer dans de trop grands détails sur l'historique de la cheiloplastie, nous avons pensé néanmoins qu'il serait intéressant de résumer ici en quelques mots les points les plus importants des phases par lesquelles a passé cette opération qui se pratique si souvent. C'est dans Celse que l'on retrouve la première description de la cheiloplastie et quiconque connaît cette opération aurait pu supposer qu'une seule description eût dû suffire et qu'aussitôt l'idée émise, les chirurgiens l'auraient mise en pratique. Mais il n'en fut rien. — Galien, Paul d'Égyne, Albucasis, la décrivirent mais sans y attacher d'importance, et depuis ces auteurs jusqu'au XVI° siècle, le silence le plus absolu se fit autour de la cheiloplastie. A cette époque, Franco reprit la description de Celse et insista surtout sur les moyens à employer pour mobiliser les lambeaux. A la même époque, Tagliacozzi faisait connaître pour la restauration des lèvres la méthode qui porte son nom, et disons en passant que d'après M. Serre, de Montpellier, auquel nous empruntons ces détails, ce ne fut pas Tagliacozzi qui imagina le premier la méthode appelée méthode italienne. Cette méthode, appliquée à la restauration des lèvres, fit peu de bruit, et l'opération retomba dans l'oubli d'où l'avaient tirée Franco et Tagliacozzi, et se traîna misérablement jusqu'à Chopart. Ce fut ce chirurgien qui, ayant à combler le vide formé par l'ablation d'une tumeur de la lèvre, eut l'idée d'abandonner la prothèse mécanique employée jusqu'à lui, et de faire appel à la prothèse organique (Bouisson). Chopart resta d'abord sans imitateurs, mais des opérations de Carpue (1814), ainsi qu'une rhinoplastie par la méthode indienne, pratiquée par Delpech, attirèrent l'attention du côté de l'autoplastie en général, et la cheiloplastie bénéficia de ce réveil des idées, car les chirurgiens comprirent toute l'importance des résultats que l'on pouvait obtenir par cette opération, qui permettait d'entreprendre l'ablation des tumeurs dont l'étendue avait fait reculer les plus expérimentés.

Dupuytren, Roux de Saint-Maximin, Lisfranc, Velpeau, en France.

A. Cooper, Travers, Lyston, en Angleterre, à Rome, à Padoue, en Allemagne, tous les chirurgiens pratiquèrent dès lors la cheiloplastie, et tous furent émerveillés par les résultats obtenus.

Depuis cette époque, le succès de la cheiloplastie est allé en grandissant, et elle a pris rang parmi les opérations décrites dans les ouvrages classiques de médecine opératoire.

Rappelons que trois méthodes se sont disputé la préférence des chirurgiens.

La méthode indienne ou par torsion, la méthode italienne par transplantation, enfin la méthode française par déplacement. Nous ne parlerons ni de la méthode italienne ni de la méthode indienne qui ont été complétement abandonnées pour la restauration des lèvres. Nous arrivons immédiatement à la méthode française. Cette méthode a été décrite par Celse, mais elle n'en a pas moins gardé le nom sous lequel elle est connue aujourd'hui. Car si Celse eut l'idée de reconstituer la lèvre au moyen de lambeaux empruntés aux parties voisines; ce fut Franco qui le premier pensa qu'on pouvait mobiliser ces lambeaux en les détachant des parties auxquelles ils adhèrent (Serre) et on reconnaîtra sans peine que la méthode décrite par Celse n'est que peu de chose si l'on n'y ajoute l'importante modification apportée par Franco.

Nous citerons donc comme propagateurs de la méthode : Franco, le premier, Chopart, Larrey et Dieffembach.

Tels furent les premiers pas de la cheiloplastie. Mais une complication ne tarda pas à surgir, à savoir que des lambeaux saignants appliqués contre le maxilliaire devinrent adhérents à cet os. On juge de la gravité de cette situation imprévue; le malade devenait par ce fait porteur d'une lèvre complétement immobile, et ne pouvant plus remplir aucunes de ses fonctions. On comprit alors que le lambeau devait être recouvert par la muqueuse à sa face intérieure et sur le bord appelé à constituer le bord libre de la lèvre.

Serre (de Montpellier), nous fait connaître les recherches de Delpech, qui était poursuivi par l'idée de recouvrir par une muqueuse le bord libre et la face interne de la nouvelle lèvre : « Donnez-moi, disait ce chirurgien, une membrane muqueuse pour revêtir le bord libre de la lèvre nouvelle, et il n'est rien à cette condition que je ne me charge de faire. »

Delpech n'a pas trouvé le moyen de combler cette lacune, et c'est à Serre (de Montpellier) que revient l'honneur d'avoir eu l'idée de suturer la muqueuse à la peau pour ramener aux conditions d'une lèvre nouvelle le bord saignant du lambeau, qui, sans cela, a de la tendance au recroquevillement. Cet honneur lui fut disputé par Dieffembach; mais Serre est resté vainqueur, et nous ajouterons que c'est de la Faculté de Montpellier que sont sortis les principaux travaux sur l'autoplastie en général, et la cheiloplastie en particulier.

Nous avons eu occasion de dire que nous choisirions parmi les procédés de cheiloplastie ceux qui nous paraîtraient préférables et pouvant servir dans tous les cas.

Avant d'aller plus loin, nous voulons montrer en quelques mots que nous avons préféré les procédés que nous allons décrire, à ceux des chirurgiens dont les noms font autorité dans la science, parce que tous avaient de sérieux inconvénients. Disons d'abord que les chirurgiens se sont divisés en deux catégories bien distinctes. Les uns, Dieffembach, Malgaigne, prenaient leurs lambeaux latéralement; les autres, Chopart, Roux de St-Maximin, avaient recours aux lambeaux verticaux.

Disons de suite que nous préférons la manière de faire de Dieffembach et de Malgaigne à celle de Chopart; mais nous devons reconnaître aussi que le procédé à lambeaux latéraux, tel que le pratiquaient ces auteurs, n'est pas au-dessus de la critique. Nous reprocherons à Dieffembach d'avoir, pour combler le vide résultant de l'ablation de la tumeur, créé d'autres pertes de substance à chaque extrémité du lambeau, sur l'une et l'autre joue; lesquelles pertes de substance étaient abandonnées à la cicatrisation si le vide était trop considérable. On a reproché à Malgaigne le premier temps de son opération. Ce chirurgien enlevait la tumeur en faisant une perte de substance quadrilatère, tandis que les autres opérateurs se contentaient d'une incision en V, ne donnant qu'une perte de tissus triangulaire. Mais, comme l'a dit M. Bouisson, ce procédé a l'inconvénient d'ouvrir une brèche trop vaste pour enlever la tumeur, quoiqu'il permette de combler exactement le vide produit; et qu'on n'oublie pas qu'il n'est pas indifférent de faire la brèche plus ou moins grande, car si la largeur de la plaie a peu d'importance au niveau du bord libre des lèvres, il n'en est plus de même au niveau du menton, où l'on sera obligé de faire une dissection beaucoup plus étendue pour mobiliser les lambeaux. (Desgranges.)

Nous serons bref au sujet des procédés de Chopart et de Roux (de Saint-Maximin), dans lesquels le lambeau était vertical. Ces procédés nécessitaient une forte flexion de la tête en avant pour faire arriver le lambeau jusqu'au niveau du bord libre de la lèvre inférieure, si celle-ci subsistait en partie, ou pour la remplacer dans le cas contraire. L'opéré, devait garder cette position pendant assez longtemps, et au moment où la cicatrisation se faisait, on ne pouvait éviter des tiraillements tels, que les dents inférieures, et même une partie du rebord alvéolaire, étaient complètement à découvert.

Nous passons rapidement sur les autres inconvénients tels que décollements cervicaux, gangrène, clapiers, foyers purulents se formant à la base du lambeau. Ces défauts sont tels, que chacun d'eux en particulier suffit pour légitimer l'abandon du procédé.

Nous bornerons là cette nomenclature qui pourrait devenir fastidieuse, et d'après les recherches que nous avons faites, nous pouvons dire que ce qui nous a le plus frappé, c'est de voir que la majeure partie des procédés, avait pour défaut capital de créer de nouvelles pertes de substances pour en combler d'autres, et que ces pertes de substances étaient quelquefois recouvertes à l'aide d'un tiraillement nuisible aux tissus, d'autres fois, et c'est le cas le plus fréquent, les chirurgiens abandonnaient la plaie que nous nommerons d'autoplastie au bénéfice d'une cicatrisation qui ne manquait pas de tirer les tissus de son côté, au détriment de la réunion immédiate de la cheiloplastie. Chez un homme qui, à la faveur de la barbe, peut dissimuler les cicatrices de la partie inférieure de la face, cet inconvénient est un peu atténué, mais chez une femme, il est immense et exige toute l'attention de l'opérateur.

Nous terminerons ici cette critique que nous nous sommes permise à l'égard des chirurgiens les plus expérimentés parce que nous croyons avoir entre les mains, et pouvoir exposer par la suite, des procédés qui seront à l'abri des objections que nous venons de présenter.

### Lèvre supérieure

Si la tumeur siége à la lèvre supérieure, on pourra suivant les proportions et le siége du néoplasme, avoir recours à 3 procédés : L'excision suivant une ligne courbe (Fig. A). L'excision en V et le procédé de Serre qui suffira pour les autres cas. Nous ne décrirons que le procédé de Serre, car des autres, l'un a été décrit, l'autre le sera plus loin quand nous nous occuperons des tumeurs de la lèvre inférieure.

PROCÉDÉ DE SERRE. — La tumeur est enlevée à l'aide de 3 incisions, deux verticales, partant du bord libre et remontant assez haut pour dépasser les limites du mal, et une horizontale, réunissant les deux premières, la tumeur ou l'ulcération est ainsi enlevée. Deuxième temps. Cheiloplastie : Deux nouvelles incisions sont faites horizontalement et de chaque côté, comprenant toute l'épaisseur des joues et se prolongeant jusqu'aux masseters. L'incision supérieure prolonge la première incision horizontale. Les inférieures partent des commissures et suivent une direction parallèle à celles des incisions supérieures. On obtient par ce moyen, deux lambeaux latéraux qui tiennent aux tissus par leur côté externe et que l'on rapproche suffisamment pour les réunir par une suture entortillée. Si la résistance éprouvée pour la réunion était trop grande, ce qui arrivera presque toujours, on ferait la dissection des lambeaux.

### Commissures labiales

Le chirurgien se trouvant en présence d'une tumeur siégeant au niveau de l'une ou l'autre commissure, quel procédé devra-t-il employer ? Ici nous pensons que le procédé de Serre que l'auteur appelle procédé double V combinés, sera préférable à tous les autres.

Soit la tumeur représentée par la fig. F. On circonscrit le néoplasme par quatre incisions qui forment deux V qui se touchent par un de leurs côtés.

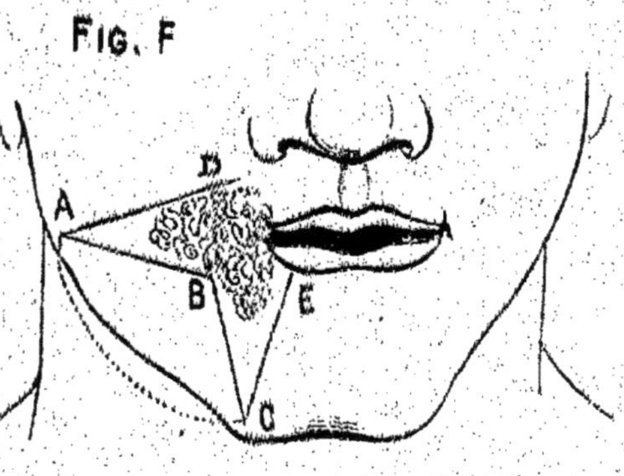


L'un de ces V a son angle situé sur la joue et son ouverture tournée du côté de la commissure labiale.

(A D B.) L'autre a son angle sur le menton et son ouverture au niveau du bord libre B E C (fig. F.) la tumeur est enlevée.

On dissèque ensuite le lambeau A B C qui doit glisser facilement et sur une étendue en général assez grande, puis on procède à la suture. Le côté B C sera réuni au côté C E, et le côté A D sera tenu de contact avec le côté A B. Pansement simple cératé.

### Lèvre inférieure

Nous insisterons un peu plus longuement sur les procédés usités lorsqu'on se trouve en présence de tumeurs siégeant à la lèvre inférieure, parce que ce sont celles que le chirurgien rencontrera le plus fréquemment. Nous avons déjà parlé du procédé à suivre dans le cas de tumeur petite et dont l'ablation n'exige que l'excision. Fig. A.

Supposons maintenant, que le sujet se présente avec une tumeur ayant envahi la peau ou tous les tissus de la lèvre inférieure, tumeur à grand diamètre longitudinal, comme le représente la fig. B, que faire dans ce cas. Nous croyons que le meilleur procédé est celui de Horn, plus connu sous le nom de procédé en V simple.

Procédé de Horn. — Le manuel opératoire est simple. Le malade étant assis sur une chaise, la tête fortement appuyée contre la poitrine d'un aide qui empêche les mouvements, et après anesthésie, le chirurgien à l'aide du bistouri peut sectionner les tissus en se dirigeant du bord libre à la symphise du menton, ou bien après avoir transpercé la lèvre à la partie inférieure de la tumeur, il peut se diriger de bas en haut, le résultat final sera le même, l'incision doit être oblique, et elle donnera le côté A B (fig. B).

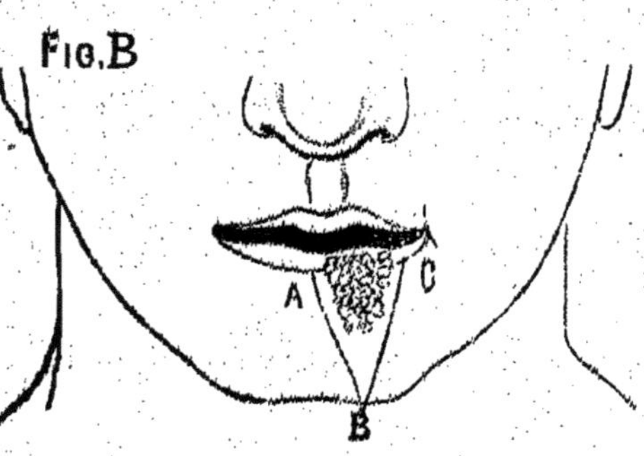



Pour obtenir l'autre côté B C, le chirurgien agit de même et s'il a bien su faire converger ses incisions, il obtient ainsi un V parfait, à angle tourné vers le menton et dont l'ouverture arrive au bord libre de la lèvre.

La tumeur est ainsi enlevée. L'opérateur qui a confié un des lambeaux à un aide qui, par la pression qu'il exerce, empêche le jet de coronaires et qui tient l'autre entre ses doigts, fait l'hémostase par ligature ou par torsion. Ce second procédé est préférable. Après quoi, reprenant les lambeaux, il les rapproche l'un de l'autre, et voit s'il peut les maintenir réunis sans que le tiraillement soit trop prononcé, auquel cas, il peut en opérer la dissection pour faciliter le rapprochement. Il procède ensuite à la suture entortillée. Le V doit se terminer en pointe très-aiguë sans quoi la réunion se ferait mal et il pourrait subsister un orifice ou un bourrelet disgracieux au point de jonction des deux incisions (Desgranges), les sections seront nettes, et si des glandules labiales viennent faire saillie sur les surfaces de section on les excise avec des ciseaux. Enfin,

autant que cela sera possible on donnera aux incisions
la même largeur.

PROCÉDÉ DE M. DESGRANGES. — Nous examinerons
maintenant le cas un peu plus complexe d'une tumeur,
siégeant à la lèvre inférieure, tumeur que par la pensée on peut décomposer en deux parties qui se touchent.
L'une de ces portions à grand diamètre vertical, occu-
pera un des côtés de la lèvre, l'autre portion, étendue
horizontalement,
se dirigera vers
une des commis-
sures — un trait
fera mieux com-
prendre notre
pensée (Fig. C).
Il est clair que,
d'après ce que
nous avons dit
plus haut, l'exci-
sion en V simple

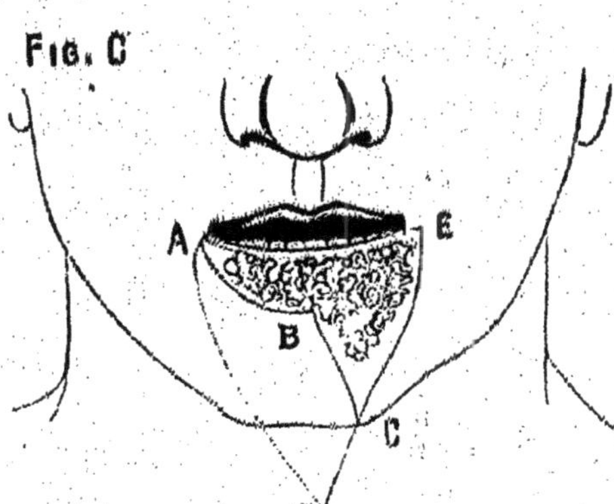


conviendrait très-bien pour la portion longitudinale
de la tumeur, mais il est impossible de prolonger une
des deux incisions sans sectionner la portion horizontale du néoplasme. On ne peut songer davantage à
rendre cette incision très-oblique, car elle n'aurait
plus la même longueur que la première, ce qui rendrait
la réunion sinon impossible du moins très-irrégulière.
Que faire dans ce cas. Nous pensons que le procédé en
signe de racine carrée V‾ est le meilleur que l'on puisse
employer.

A l'aide du bistouri, le chirurgien fait sur l'un des côtés de la portion longitudinale de la tumeur, l'incision E C. (Fig. C,) donnant l'une des branches du V, l'autre branche est donnée par l'incision B C, faite sur le côté opposé de la même portion de la tumeur.

Arrivé au niveau de la masse horizontale, le chirurgien peut, soit avec le bistouri, soit avec les ciseaux courbés, prolonger la branche C B suivant B A.

La tumeur se trouvera ainsi circonscrite de tous côtés.

On procède ensuite à la dissection du lambeau A B C et s'il résiste, on peut prolonger l'incision E C suivant C D, après quoi le lambeau ainsi mobilisé, est tiré en haut et on réunit le côté B C D au côté E C D à l'aide d'une suture entortillée.

Le bord libre de la lèvre sera constitué par la surface de section A B. Sur ce bord libre on réunira la muqueuse à la peau.

Nous n'en dirons pas davantage, car la fig. C montre parfaitement le parti que l'on peut tirer de ce procédé. La ligne en pointillé A D, indique la base du lambeau.

Procédé de Serre. — Soit une tumeur ayant envahi une des moitiés de la lèvre inférieure, et se prolongeant sur la joue du même côté. Dans ces circonstances nous aurons recours au procédé de M. Serre, de Montpellier, que l'auteur a exécuté le 15 septembre 1881, et qu'il a décrit de la façn suivante : « La tumeur est emportée par une incision en V, dont les branches sont plus ou moins rectilignes et dont l'extrémité inférieure est pro'ongée au besoin jusqu'au cartilage thyroïde, soit l'incision A B C. Fig. D. Immédiatement après, on divise la joue, de la commissure au masseter, en suivant au niveau des dents inférieures une courbe légère, dont

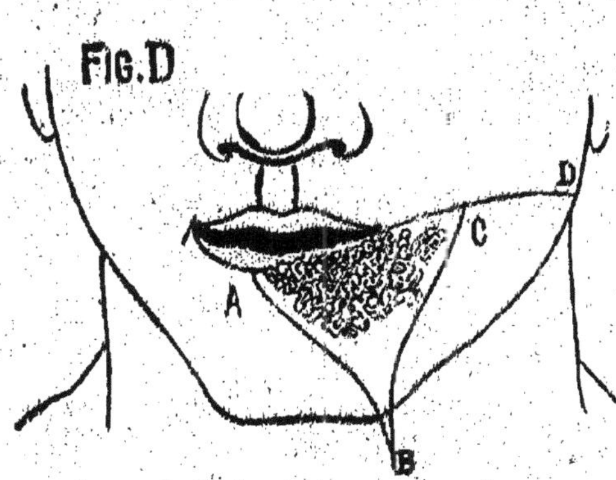


la convexité regarde en haut, C D. Puis aussitôt on détache les chairs de la face externe du maxillaire inférieur et l'on obtient un lambeau dont la surface de section est B C D, que l'on rapproche de la surface de section A B, le point C venant tomber au point A et l'on fait la suture.

Cela fait, il ne reste qu'à suturer le lambeau et la joue, en ayant soin de porter l'extrémité de la lèvre supérieure assez loin pour que l'ouverture de la bouche soit convenable.

Si la tumeur a envahi la lèvre dans toute son étendue, on procède de même de l'autre côté, et dans l'un ou l'autre cas il est facile de voir que le bord libre de la lèvre sera constitué par la surface de section du lambeau pris sur la joue.

M. Serre recommande d'éviter la section du canal de Stenon, ce qui pourra se faire si l'on a soin de se tenir au niveau de la commissure des lèvres.

Ce procédé que nous venons de décrire a de sérieux avantages, et il fait honneur au chirurgien qui l'a mis en pratique. Mais nous devons néanmoins signaler les inconvénients qui sont inhérents à cette manière d'opérer. Citons d'abord les cicatrices énormes, les balafres qu'il laisse après lui, cicatrices qu'on ne peut éviter si l'on a recours à ce procédé et qui subsisteront des deux côtés de la face si la tumeur enlevée était volumineuse. En second lieu se présente l'aplatissement de la moitié inférieure de la joue (Desgranges) dû au tiraillement des lambeaux, et enfin comme défaut inévitable nous signalerons la saillie énorme de la lèvre supérieure en en avant de la lèvre inférieure qui est recouverte presque complètement au niveau de son bord libre par l'organe plus ou moins tuméfié.

Tous les chirurgiens qui ont mis en pratique le procédé de Serre ont pu être frappés de cette saillie énorme de la lèvre supérieure, saillie disgracieuse et incommode pour le malade.

On ne pourra nous accuser ici d'avoir observé ce résultat sur des malades qui avaient subi une opération mal conduite, car les deux autorités chirurgicales que nous allons mettre en présence, nous voulons dire M. Bouisson (de Montpellier) et le professeur Desgranges (de Lyon), qui ont exécuté souvent ce procédé, sont unanimes à en reconnaître les avantages aussi bien que les inconvénients. Mais ces chirurgiens diffèrent d'opinion quant à la manière de porter remède au désavantage qui nous occupe. M. Bouisson est partisan de l'expectative, car, dit-il, cette disposition est temporaire, la lèvre inférieures cède peu à peu et devient plus grande transversalement. La lèvre supérieure au contraire se réduit dans le même sens. La cicatrisation régularise l'ouverture, et la lèvre, revêtue de muqueuse à sa face interne, remplit convenablement le rôle qui lui est dévolu. Pour lui, il n'a jamais reconnu la nécessité de réduire les dimensions de la lèvre supérieure en excès par l'emploi préventif ou complémentaire des excisions de cet organe. Ce serait, ajoute l'auteur, acheter un peu cher une harmonie que la nature suffit elle-même à rétablir, même dans un délai assez court. Si nous nous étions arrêté à l'appréciation de M. Bouisson, nous aurions pu dire que la cheiloplastie n'avait plus rien à attendre, et que tout avait été fait sur ce sujet.

Mais l'opinion de M. Bouisson n'a pas été partagée par le professeur Desgranges (de Lyon) qui, tout en reconnaissant les avantages du procédé de Serre, a pensé que l'on pouvait éviter l'aplatissement des joues et la saillie de la lèvre supérieure qui, quoi qu'en dise le professeur de Montpellier, ne disparaît pas aussi rapidement qu'on serait tenté de le supposer, surtout lorsque le procédé a été mis en pratique des deux côtés des joues. Nous avons déjà parlé des cicatrices étendues, nous n'y reviendrons que pour dire que tous ces inconvénients seront évités si le chirurgien met en pratique le procédé que nous allons exposer plus loin et qui répond parfaitement aux conditions exigées par M. Bouisson qui, en 1874 (*Dict. Encycloped.*, t. XV, p. 615), écrivait ce qui suit :

« Lorsque les difformités accidentelles, pathologiques ou autres, imposent à l'opérateur le devoir de restaurer l'orifice buccal, celui-ci croit avoir assez fait s'il réussit à conserver cet orifice avec des dimensions passables sans s'inquiéter suffisamment de la forme de l'orifice et de la part qu'il doit prendre non-seulement aux fonctions diverses qui lui sont dévolues, mais à la régularité de la physionomie. On peut donc porter l'exigence un peu plus loin que l'art général de l'autoplastie ne l'a portée jusqu'à ce jour. Cette opération ne pouvant atteindre à la calliplastie, doit au moins s'efforcer de mériter le nom d'orthoplastie. » A cela, nous ajouterons que le chirurgien, pour rendre à un organe sa forme et surtout ses usages naturels doit, autant que possible, éviter d'en déformer un autre.

D'après tout ce que nous venons dire, le problème qui se dresse devant nous est celui-ci : étant donné un cancroïde de la lèvre inférieure, ayant envahi tout cet organe, enlever les tissus malades dans les limites du nécessaire, éviter les pertes de substance que l'on ne peut combler et enfin refaire une bouche à l'opéré. Nous croyons que la seule manière de remplir exactement toutes ces conditions est d'avoir recours au procédé de Cheilo-stomatoplastie du professeur Desgranges, procédé publié par son auteur dans la *Gazette hebdomadaire de médecine et de chirurgie*, 1854, Tome I, page 956, et que nous allons exposer de nouveau en nous rapprochant le plus possible du texte primitif pour plus d'exactitude dans la description.

Nous supposons le sujet atteint d'un cancroïde occupant de haut en bas toute la portion libre de la lèvre inférieure et arrivant à peu près jusqu'aux commissures.

Procédé de cheilo-stomatoplastie. — M. Desgranges divise l'opération en deux parties.

1° Ablation du cancroïde suivie de la réunion de cette première plaie.

2° La cheilo-stomatoplastie.

1° *Ablation de la tumeur.* Le cancroïde est cerné par deux incisions formant un V ouvert en haut, en ayant soin d'enlever tous les tissus atteints, et de plus, on allonge le V pour que la plaie puisse se réunir linéairement, sans former un bourrelet à l'angle inférieur, le chirurgien aura soin, en outre, d'adopter l'incision en V à branches curvilignes resserré en dedans. Ce point est très important pour la réunion immédiate car l'adhérence des chairs au repli muqueux gengival s'oppose assez fortement au rapprochement des vastes plaies de cette région tandis que le bord libre de la lèvre, siège du plus grand écartement, cède le premier. La tumeur enlevée, on fait l'hémostase, puis à l'aide d'une dissection lente et délicate, on mobilise les lambeaux jusqu'à la réunion par glissement. Cette dissection se fera à petits coups, en mesurant d'un instant à l'autre ce qui est obtenu et ce qu'il faut encore, jusqu'à ce que les lambeaux se touchent sans effort.

On ne doit pas se laisser arrêter par la section du nerf mentonnier et de l'artère dentaire qui le suit, car les troubles de sensibilité sont insignifiants, et l'hémorrhagie s'arrête soit par simple pression digitale, soit par le fait de la compression du lambeau contre l'os maxillaire. Les lambeaux arrivant au contact, on fait la suture entortillée.

2° Cheilo-stomatoplastie. Le premier temps de l'opération est achevé, mais si l'on jette un coup d'œil sur la

Fig. 1, on peut se rendre un compte très-exact de la difformité qui résulte de cette opération. La lèvre supérieure est ramassée sur la ligne médiane, et la fente buccale n'est plus re-

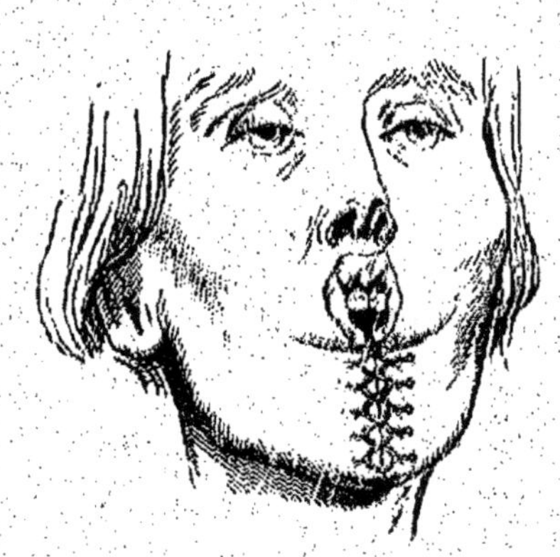

Fig. 1.

présentée que par un orifice irrégulier dont la circonférence est formée par la lèvre supérieure, l'inférieure ayant à peu près complètement disparu.

Cette difformité doit être corrigée de la façon suivante :

A l'aide de ciseaux droits dont il introduit une branche derrière la joue, le chirurgien coupe celle-ci dans toute l'épaisseur, en ayant soin que la section soit dans le même plan horizontal que le bord libre de la lèvre, ou s'il ne reste aucun vestige de ce bord, dans le même plan que l'extrémité supérieure de la suture médiane. Cette incision faite dans toute l'épaisseur de la joue, varie de 1 à 2 1/2 centimètres, suivant ce qu'on est obligé d'ajouter à l'ouverture buccale pour avoir après la restauration, 6 centimètres au moins d'une commissure à l'autre.

Si l'incision a une longueur de 1 centimètre, on ménage l'artère faciale ; si elle en a deux, l'artère est coupée et on en fait la ligature, ce qui ne nuit en rien au résultat définitif ; 2 centimètres 1/2 de chaque côté suf-

fisent, même quand on a amputé jusqu'aux commissures, car aux cinq centimètres obtenus de la sorte, on
peut en ajouter un sixième dû au tiraillement des lambeaux réunis. Mais si cela ne suffisait pas, on pourrait
poursuivre plus loin.

Ceci fait, le chirurgien toujours armé de ciseaux,
achève par deux nou-
velles incisions de tail-
ler un lambeau trian-
gulaire qui doit être
emporté. L'une de ces
incisions (Fig. 2 B,)
part de l'extrémité in-
terne de l'incision hori-
zontale, remonte verti-
calement sur la joue ou
plutôt légèrement in-
cliné en avant dans la
direction du pli naso-
labial et s'arrête après un trajet de 12 à 15 milli-
mètres. — L'autre (Fig. 2 A.) entame la lèvre supérieure, au point où finit la muqueuse du bord libre,
c'est-à-dire à l'extrémité interne de la section horizontale, puis elle vient à l'extrémité de la précédente com-
pléter le triangle qui doit laisser un vide.

On réunit les incisions verticales par 2 ou 3 points
de suture, et on a ainsi élargi la bouche et tendu la
lèvre supérieure de toute la base du triangle emporté;
mais on a soin d'adapter exactement les points A et B
(Fig. 2), si l'on veut obtenir une commissure régulière
et garder toute la largeur que l'incision horizontale

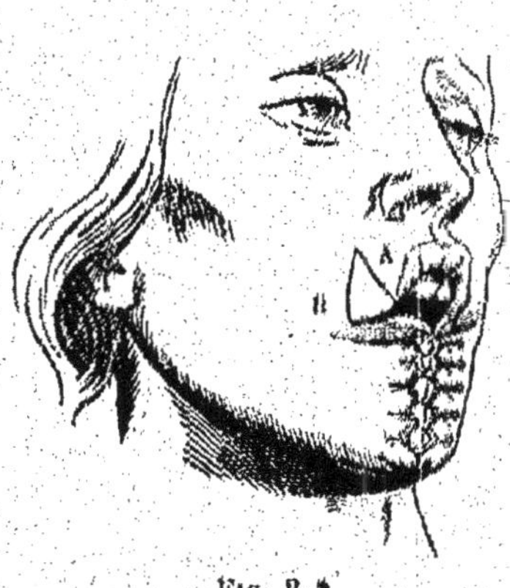

Fig. 2.

doit donner à la bouche. Il ne faut pas oublier de tailler plus largement que les proportions auxquelles on veut atteindre, à cause de la rétraction cicatricielle. On peut ne pas réunir la muqueuse à la peau dans les points saignants du bord labial inférieur, mais il est préférable de le faire. On fera ensuite la suture suivant le procédé de Serre, de Montpellier.

Ceci fait, on procédera de même de l'autre côté, aussi souvent que le cancroïde est médian et que la lèvre a été emportée dans sa totalité. Si, au contraire, la tumeur est latérale et la bouche plus déviée que rétrécie, l'ablation d'un triangle du côté dévié suffira pour rétablir l'uniformité. C'est dire, ajoute l'auteur, que l'adresse et le goût peuvent seuls poser des règles en rapport avec un cas donné. Que le chirurgien prenne bien ses distances, et chacun sera frappé de l'heureuse transformation du faciès. Fig. 3. Pansement simple.

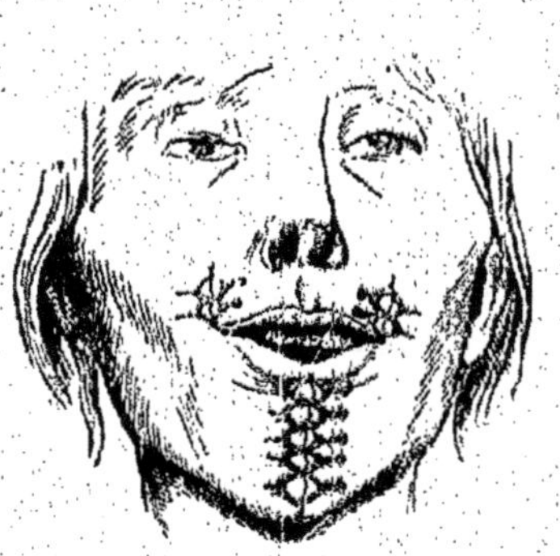

Fig. 3.

En résumé, les conditions de réussite de cette opération sont celles-ci :

1° Calculer les incisions de manière que l'ouverture buccale à la fin de l'opération ait encore 6 centimètres, car, après la rétraction des tissus, il faut qu'elle conserve 5 centimètres au moins ;

2° Couper plus ou moins à droite ou à gauche, si la

bouche est à la fois difforme et dévide, le nouvel orifice devant être régulier et médian ;

3° Ne rien négliger en faveur de la réunion immédiate.

Un coup-d'œil sur la fig. E résumera tout cet exposé.

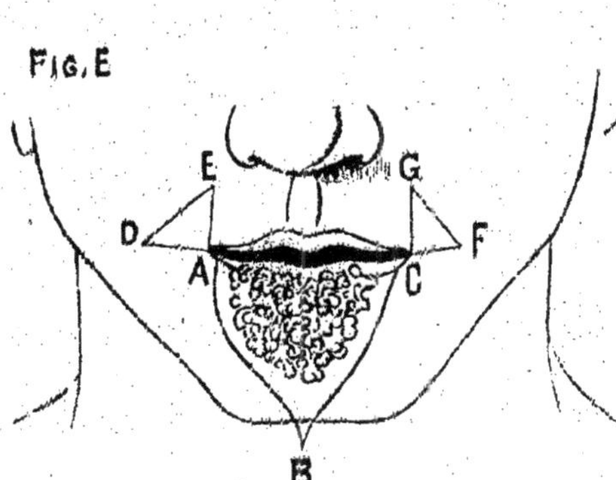


A B C, incision en V, circonscrivant la tumeur. A D, incision horizontale, base du triangle, dont les côtés sont limités par les incisions D E et E A, de même de l'autre côté.

Nous avons exposé le procédé aussi exactement que cela pouvait se faire, et maintenant nous croyons pouvoir dire qu'il donne de très bons résultats. A l'appui de cette assertion, nous citerons les deux observations suivantes publiées par le professeur Desgranges (*Gazette hebdomadaire*, loc. citat.), à l'époque de la présentation du procédé de cheilo-stomatoplastie.

Observation 1<sup>re</sup>. — *Cancroïde épithélial occupant les deux tiers de la lèvre inférieure. — Cheiloplastie par le nouveau procédé. — Erysipèle sans gravité; guérison prompte. — Bon résultat.*

Nicolas G..., 50 ans, cultivateur, de Saint-Maurice (Ain), entre à l'Hôtel-Dieu de Lyon, le 7 mars 1853, pour un cancroïde de la lèvre inférieure dont l'origine remonterait à dix ans suivant le malade, mais dont l'accroissement n'aurait été rapide que depuis un an tout au plus.

Aujourd'hui (8 mars), la tumeur envahit la lèvre au point de ne laisser intacts, du bord libre, que un centimètre à gauche et un centimètre à droite. Oblongue transversalement, la dégénérescence paraît limitée à ce bord ; pourtant il n'en n'est rien, car en explorant la lèvre, on trouve sous la peau des duretés, des lobules, indices d'une altération plus profonde ; et d'ailleurs, renverse-t-on la lèvre en dehors, on voit que la muqueuse, sur la partie médiane, est ulcérée, bourgeonnante et imprégnée d'une sanie séro-sanguinolente ; de plus, on voit que cette ulcération se continue avec l'ulcère de la tumeur, qu'elle en a tout l'aspect, sauf, sur ce dernier, des bourgeons plus saillants, des anfractuosités plus profondes et des croûtes noirâtres dépassant les limites du mal.

Etat général bon. Préparation convenable à l'opération.

*15 Mars.* — Cheiloplastie par le nouveau procédé. Opération se résumant ainsi :

1° Ablation de la tumeur par une incision en V à distance du mal.

2° Dissection des lambeaux jusqu'à facile rapprochement.

3° Réunion sur la ligne médiane à l'aide de six épingles fines.

4° Excision des deux triangles latéraux et réunion par deux points de section de chaque côté.

La lèvre supérieure qui après la première réunion, était plissée sur la ligne médiane, se tend ; la bouche, qui avait la forme d'un orifice arrondi, se dessine en une fente de 6 centimètres d'étendue ; en un mot, un aspect régulier succède à un état difforme. Pansement à plat.

L'histologie pathologique confirme le diagnostic qui avait été porté.

Suites, très simples pendant trois jours ; malade calme, sans souffrance, presque sans fièvre.

Au quatrième jour, apparition d'un érysipèle qui n'a pas empêché la réunion immédiate de se faire.

Au moment de la sortie du malade, la bouche s'est régularisée

les cicatrices des sutures latérales sont linéaires et perdues dans
le sillon naso-labial. La cicatrice médiane est linéaire aussi, et
les dimensions de la bouche sont de 5 centimètres 1/2, seulement
la lèvre supérieure est plus épaisse que la lèvre inférieure et
celle-ci plus tendue que la première. Somme toute, que les mâ-
choires soient ou non rapprochées, l'état des parties constitue un
fort beau résultat.

OBSERVATION. II. — *Cancroïde épithélial volumineux de la
lèvre inférieure. — État typhoïde intercurrent. — Gangrène de la tumeur, perte de substance comprenant presque
toute la lèvre. — Cheiloplastie par le nouveau procédé. —
Guérison prompte. — Résultat remarquable.*

Le 10 décembre 1853, Pierre H..., âgé de 62 ans, cultivateur
de Laon (Haute-Loire), entre à l'Hôtel-Dieu de Lyon pour un
énorme cancroïde occupant de haut en bas toute la portion libre
de la lèvre inférieure, et qui va transversalement de la commissure labiale gauche jusqu'à un centimètre de la commissure
droite. La tumeur est dure, ulcérée, anfractueuse. L'ulcération
dans plusieurs points laisse voir des bourgeons charnus saignant
au moindre contact ; ailleurs, des croûtes noirâtres assez épaisses ; dans d'autres points, une couche grisâtre diphthéritique.

La lèvre, saillante, déjetée en dehors, est baignée continuellement d'une sanie ichoreuse, mêlée de salive ; et, soit à cause de
la tumeur, soit à cause du liquide qui s'en écoule, l'aspect du
malade est repoussant. Point de ganglions sous-maxillaires engorgés.

Le mal, chez cet homme, a débuté par un petit bouton blanchâtre qui, plusieurs fois arraché, a reparu chaque fois et pris
en dernier lieu les dimensions que nous venons de dire.

L'état général est mauvais. Malade faible, rachitique, avec
de la fièvre, sous l'influence du voyage à son dire. Quoiqu'il en
soit, la peau est sèche, terreuse, le pouls plein et fréquent, la
langue brunâtre et parcheminée. Soif vive ; inappétence ; fai-
blesse extrême ; joint à cela de l'insomnie, un faciès anxieux, un
état typhoïde en un mot. Aussi craint-on de le perdre et se garde-

t-on bien de le disposer à l'opération. Pourtant, vers le 20 décembre, l'état grave du malade s'améliore, l'appétit renaît, le sommeil revient, le faciès est plus naturel.

En même temps, la tumeur est frappée de gangrène presque en totalité; si bien qu'elle laisse en tombant une vaste échancrure dont le plus grand écartement mesure ou peut s'en faut la distance des deux commissures, et dont le sommet, tourné à gauche, touche au trou mentonnier.

(Fig. 4). — Les bords de cette large perte de substance sont bourgeonnants, durs, bosselés, formés par un reste de dégénérescence que n'a point emporté la gangrène.

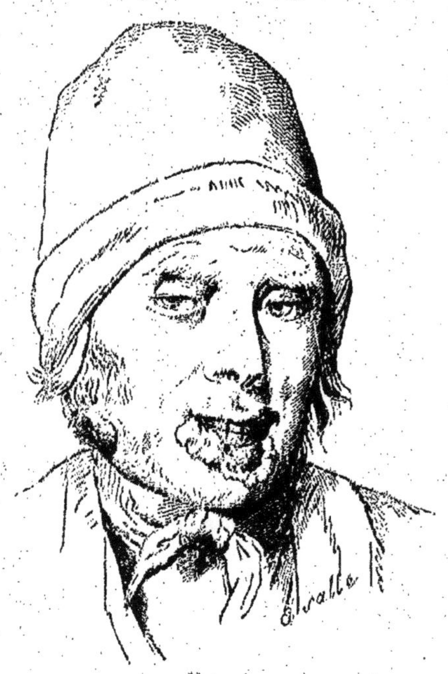

Fig. 4.

La santé revient tous les jours, et bien que le malade ne soit pas très-fort, la difformité paraît assez grave pour décider à une opération.

Eméto-cathartique; deux purgatifs salins.

*24 Janvier 1854.* — Chéiloplastie par le nouveau procédé. 1° Ablation des restes de la tumeur par une incision en V qui touche à la commissure gauche, s'approche de 1 centimètre de la commissure droite, et descend sur le bord inférieur du maxillaire vers le trou mentonnier. L'écartement du V mesuré avant l'opération est de 7 centimètres.

2° Dissection des lambeaux pour en favoriser le glissement et les ramener au contact.

3° Réunion sur la ligne médiane par six points de suture entortillée.

4° Excision des triangles latéraux ; réunion par deux points de suture de chaque côté. La lèvre supérieure est tendue ; la bouche est régulière de ronde qu'elle était, et sa largeur est de 6 centimètres.

5° Pansement simple.

Au microscope, cellules épithéliales en abondance.

Les suites immédiates de l'opération sont très-simples ; point d'hémorrhagie ; peu de douleurs ; calme, repos dès le premier jour ; état fébrile modéré ; le menton et les joues sont le siège d'un léger gonflement, mais sans rougeur érysipélateuse. L'appétit revient très vite, à tel point que le surlendemain de l'opération le malade mange deux potages au riz.

27. — On enlève sur la ligne médiane les deux épingles les plus rapprochées du menton, et sur les sutures latérales l'épingle la plus éloignée de la commissure. L'état local et l'état général sont excellents, sauf un peu de céphalalgie que l'on combat par des sinapismes aux jambes.

28. — On enlève les épingles qui tiennent encore aux sutures latérales et en même temps deux autres épingles inférieures de la suture médiane.

29. — On retire l'épingle du bord libre de la lèvre, et le 30, la dernière qui reste.

Les trois réunions sont immédiates et solides ; les deux latérales à peine visibles ; seulement les contours n'en sont pas très réguliers, à cause du renversement de la nouvelle lèvre sur l'arcade dentaire, à cause aussi d'un certain gonflement de la lèvre supérieure. Bien que les tissus ne soient pas trop tiraillés, par mesure de précaution, on soutient la réunion médiane par une bandelette de linge imbibée de collodion.

2 Février. — De ce moment au jour de la sortie, tout se passe avec une extrême simplicité, car on ne saurait donner le nom de complication à deux petits abcès survenus de chaque côté près du

bord maxillaire, lesquels n'ont duré que huit jours, depuis la formation jusqu'à la guérison complète.

L'appétit est bon, les forces augmentent, les grandes fonctions s'exécutent réguliè-rement.

La lèvre supé-rieure se dégorge graduellement; l'in-férieure se redresse et devient verticale; la bouche, enfin, prend un air natu-rel et malgré le re-trait des cicatrices, elle conserve 5 cen-timètres d'ouver-ture. Les cicatrices des commissures se perdent dans le pli naso-labial seule la cicatrice médiane est assez apparente, mais on peut espé-rer qu'elle s'effa-cera plus tard. (Fig. 5.)

*7 Mars.* Exeat.

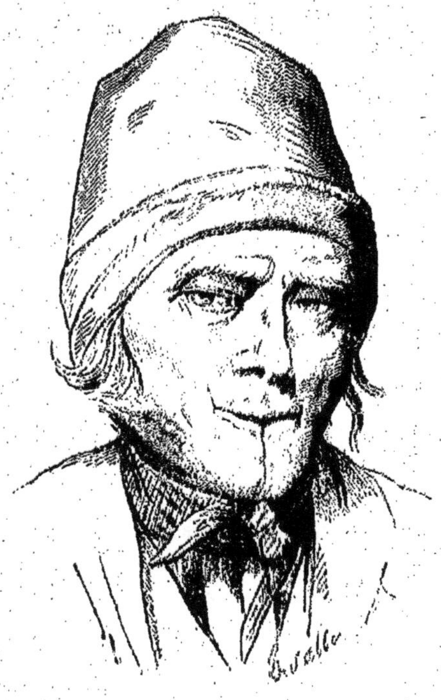

Fig. 5.

Nous ne citerons pas d'autres observations, qui toutes parlent hautement en faveur du procédé de M. Desgranges.

Nous ne voulons point reprendre ici toutes les objec-tions qui ont été faites au procédé de cheilo-stomato-plastie. Toutes, ou à peu près toutes ces objections ont été résumées de la façon suivante par M. Serre fils dans

sa thèse inaugurale, en 1871. M. Serre s'exprimait
ainsi : On peut reprocher à M. Desgranges de sacrifier
trop préventivement des lambeaux d'organes. Car, dit-
il, Sédillot fait remarquer, avec juste raison, qu'en
autoplastie il est de règle de ne jamais sacrifier aucune
partie sans nécessité absolue, et, ajoute-t-il, on pourrait, suivant les conseils de Verneuil et de Désormeaux,
attendre quelque temps pour pratiquer l'excision
triangulaire des lèvres, et si, après un intervalle de
temps dont chacun appréciera la durée, on la juge
indispensable, on aura recours à la perte de substance ; et il cite à ce propos l'opinion de Sédillot,
qui comptait beaucoup, trop peut-être, sur la puis-
sance extraordinaire d'appropriation que possède la
nature.

En un mot, dit-il, l'autoplastie consiste à réparer des
organes et non à enlever une partie des éléments qui
les composent. La question a été de nouveau remise au
jour de la façon suivante: A propos d'un cas de restauration de la lèvre inférieure faite par M. Gyoux et dont
l'observation était présentée à la Société de chirurgie,
M. Desprès s'exprimait ainsi : Quelque temps après
son opération, et voyant que le résultat n'était pas bon,
l'opérateur tailla sur la lèvre inférieure 2 lambeaux
triangulaires ayant leur base sur le bord de cette lèvre
restaurée, de façon à la tendre pour la faire remonter
davantage. L'auteur s'était inspiré en cela du conseil
de M. Desgranges. Notons en outre que le bord libre
de la lèvre supérieure ne touchait pas tout le bord de la
lèvre inférieure restaurée. Le rapporteur, M. Desprès
pose la question suivante : faut-il enlever un lambeau

triangulaire sur la lèvre supérieure (Ch. Bernard) ou bien faut-il faire comme MM. Desgranges et Gyoux, enlever aux commissures et aux dépens d'une des deux lèvres, 2 lambeaux triangulaires pour tendre cette lèvre.

La réponse fut nette et concise : Non, dit M. Després, la proéminence de la lèvre n'est pas une difformité, il faut une bouche qui puisse s'ouvrir et se fermer bien plutôt qu'une bouche régulière. En second lieu, ajoute M. Després, en enlevant un ou deux lambeaux triangulaires à base située sur le bord libre des lèvres, MM. Desgranges et Gyoux rétrécissent la bouche de leurs opérés de 2 à 4 centimètres, ce qui réduit d'autant l'ouverture. Toute lèvre proéminente s'arrange, dit-il, la bouche quoique arrondie peut se dilater néanmoins suffisamment pour permettre l'introduction des aliments. M. Verneuil ajoute à cela, que l'on ne doit pas se presser, que pour son compte, il enlève le mal et abandonne les choses à la nature et plus tard il exécute les restaurations indispensables. Pour nous, après avoir reproduit les objections faites par les chirurgiens nous allons reprendre quelques-unes de ces arguments et voir s'ils sont bien fondés.

M. Serre, après Sédillot, émet l'opinion qu'il ne faut jamais sacrifier inutilement des lambeaux d'organes. M. Serre fils a raison, nous sommes absolument de son avis, mais dans l'espèce, nous ne pourrons jamais laisser dire que le sacrifice des lambeaux triangulaires est inutile. Que M. Serre veuille bien nous dire s'il est possible de laisser un malade avec un orifice buccal semblable à celui qui se présente après la première suture (fig. 1). Evidemment non, ce n'est pas une bouche, c'est un orifice arrondi qui ne peut ni s'ouvrir ni se fermer ; la lèvre supérieure à sa partie moyenne, est relevée à un tel point qu'il est impossible que la cicatrisation puisse jamais arriver à abaisser cette partie et la ramener au contact du bord inférieur de l'orifice.

Donc, nous soutenons que dans ce cas, ce n'est pas un sacrifice inutile qui est fait. Il peut paraître tel au premier abord. Mais si l'on examine les choses de plus près, on voit qu'il n'en n'est rien.

J'arrive à l'objection de M. Després. Ce chirurgien reproche au procédé Desgranges de rétrécir l'orifice buccal ; nous devons avouer ici que nous ne comprenons plus la portée de l'argument. En effet, ou la cicatrisation rétrécit les orifices ou elle laisse les choses en l'état dans lequel elles se trouvent à la fin de l'opération. Si elle les rétrécit, on peut se demander ce que deviendra l'orifice buccal (Fig. 1) en supposant que l'on n'y touche pas. Mais nous avons vu qu'en théorie et que d'après les observations, par la combinaison des incisions, le procédé de M. Desgranges donne au malade une bouche de 6 centimètres et si cette bouche, que, nous voulons bien supposer diminuée à la fin du traitement de 1 centimètre, on possède encore 5, que serait-ce donc, si à 5 centimètres nous en ajoutions 3 que l'on reproche au procédé de lui enlever, 8 centimètres de bouche, c'est beaucoup, c'est trop même.

Le procédé ne rétrécit donc pas l'orifice buccal. Quant à dire que la proéminence de la lèvre supérieure n'est pas une difformité, nous ne pouvons accepter cette opinion, nous admettons seulement que l'état des parties peut se modifier, mais le résultat ne sera jamais parfait, et si M. Desprès se contente de faire à ses opérés une bouche qui puisse s'ouvrir et se fermer bien plus qu'une bouche régulière, nous dirons que nous ne partageons pas cette manière de voir, et qu'au contraire nous dirons après M. Bouisson, que l'on peut se montrer plus exigeant et qu'il ne suffit pas de conserver à l'orifice buccal des dimensions passables, mais qu'il faut encore s'inquiéter de la part que cet organe prend aux fonctions diverses qui lui sont dévolues et à la régularité de la physionomie.

Contrairement à l'opinion de M. Verneuil, qui conseille d'attendre que les excisions soient devenues indispensables pour les pratiquer, nous dirons que pour nous, admettant que l'on ne peut pas abandonner le malade après le premier temps de l'opération (ablation de la tumeur et suture, fig. 1), nous sommes d'avis de procéder immédiatement à la cheilo-stomatoplastie, car tel malade, qui aura accepté la première partie de l'opération, aimera quelquefois mieux garder une difformité qui n'entrainera pas des conséquences graves pour lui, que de subir une seconde opération malgré tous les raisonnements de l'opérateur. On sera donc exposé à voir le malade abandonner le chirurgien avant que celui-ci n'ait achevé son œuvre, ce qui sera désagréable pour les deux parties.

Tels sont les procédés que nous croyons préférables. Beaucoup ont été passés sous silence, mais on n'attendait pas de nous une description de tous les procédés employés, la plupart pour des cas particuliers, et qui ont été publiés par leurs auteurs, mais qui depuis leur publication n'ont pas été mis en pratique, malgré les beaux résultats qu'ils avaient pu donner dans les cas qui les avaient fait naître, et qui ont pu ne pas se représenter à l'observation

# CONCLUSIONS

Le cancroïde des lèvres est une affection à caractères cliniques et histologiques, en général assez marqués pour être différenciés des autres tumeurs et du carcinome en particulier; néanmoins aux limites extrêmes la confusion peut être possible.

C'est une affection grave, et la tumeur peut et doit être classée parmi les tumeurs malignes, entraînant fatalement la mort.

Le traitement doit être énergique. En premier lieu, nous placerons l'ablation par l'instrument tranchant. Les tissus malades doivent être enlevés aussi exactement que possible, et le plus tôt qu'on le pourra, si on veut que le malade soit, sinon en dehors complètement, du moins peu à portée d'une récidive.

Tout en reconnaissant l'efficacité du chlorate de potasse, nous croyons que l'on doit réserver son emploi pour le pansement des plaies résultant de l'excision ou de l'abrasion des tissus atteints par le néoplasme ;

ou bien pour les cas qui sont en dehors des limites de l'intervention chirurgicale, car juqu'à ce jour, les résultats obtenus ne sont pas suffisants, à notre avis, pour que le médicament soit mis tout d'abord en pratique.

En troisième lieu, nous citerons le raclage des surfaces malades, mais ce mode de traitement ne sera applicable que pour des néoplasmes peu étendus, et on pourra le faire suivre de la cautérisation actuelle ou d'un pansement au chlorate de potasse.

Enfin, nous ne parlerons des caustiques que pour dire qu'aux lèvres leur emploi est difficile, qu'ils doivent être choisis dans la classe des caustiques énergiques. Nous blâmons énergiquement l'emploi des caustiques légers.

Quant aux procédés chirurgicaux que nous nous étions proposé d'étudier spécialement dans ce travail, nous pensons que les figures intercalées dans le texte résumeront suffisamment notre pensée à ce sujet pour n'avoir pas à y revenir ici.

FIN

# TABLE DES MATIÈRES




6987 — Imp. Ve Chanoine, place de la Charité, 10, Lyon

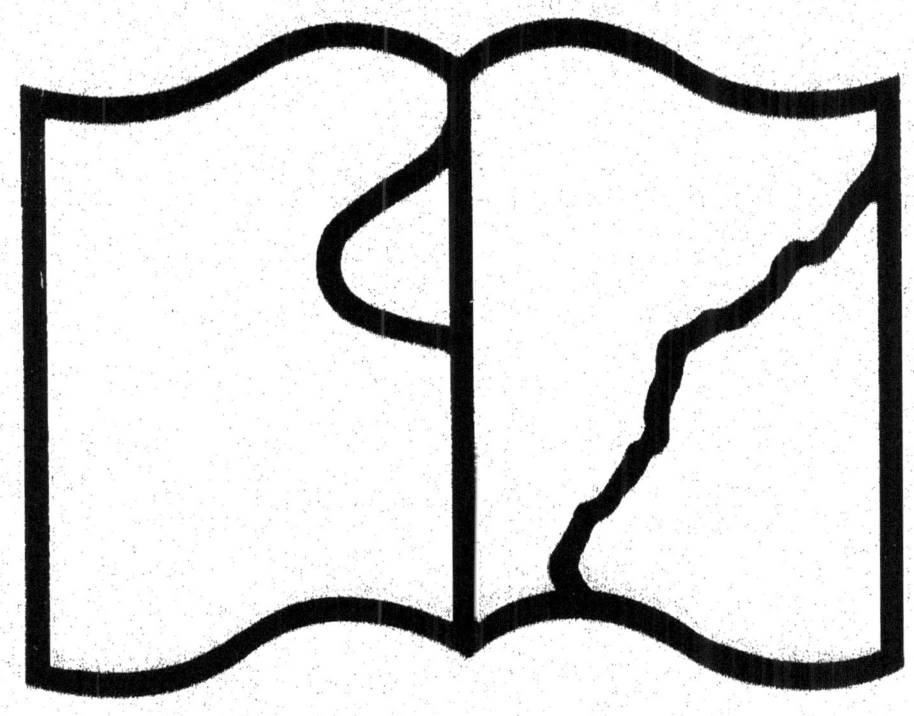

Texte détérioré — reliure défectueuse

**NF Z** 43-120-11

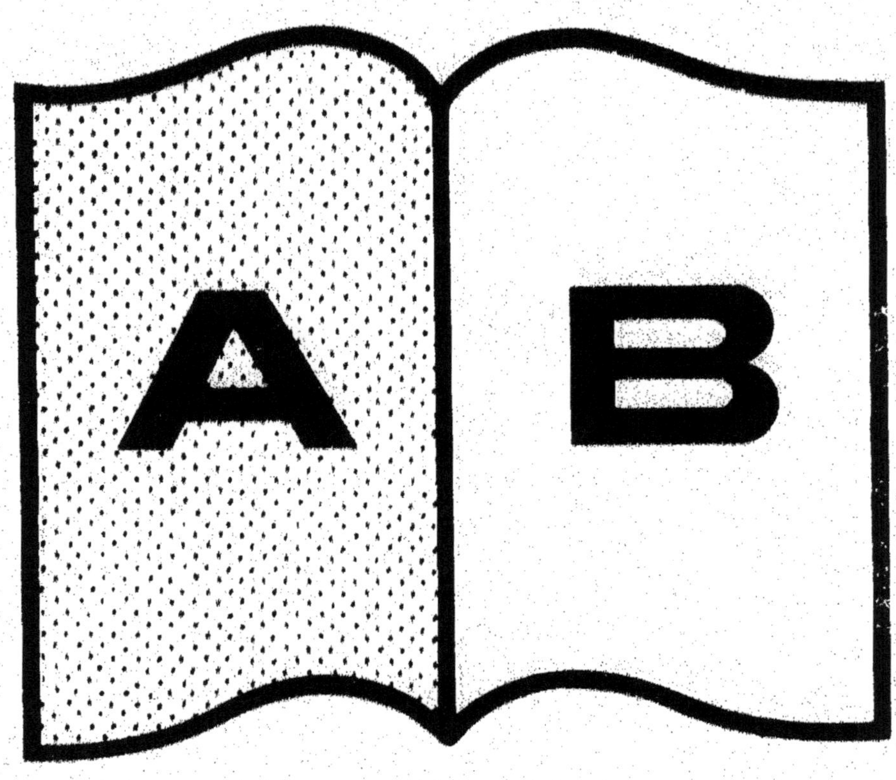


Contraste insuffisant

**NF Z 43**-120-14

 www.ingramcontent.com/pod-product-compliance
Ingram Content Group UK Ltd.
Pitfield, Milton Keynes, MK11 3LW, UK
UKHW020320130726
13696UKWH00003B/1123